中村弘志 著

身體歪斜是「疼痛」和「萬病」的根源！

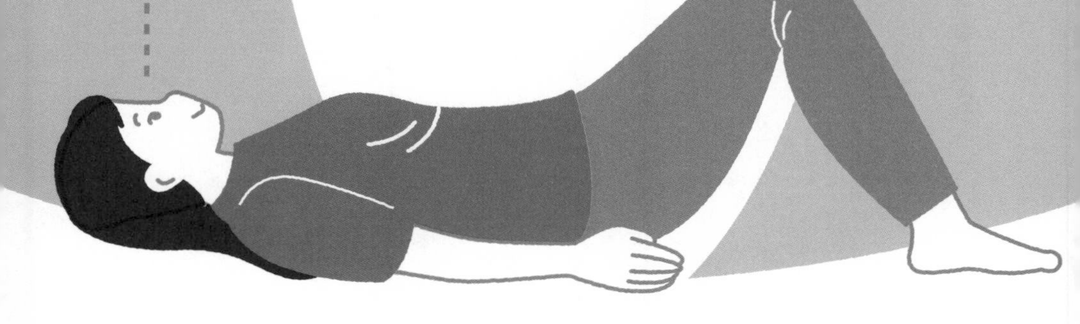

楓葉社

前言

「眼睛視覺」是矯正不良姿勢的重要關鍵

本書為大家介紹，如何在家以「超越神之手的高超技法」，精準調整日常生活中產生的身體歪斜。

我相信在這之前，大家為了矯正姿勢，應該多少體驗過穿戴護具、進行肌肉鍛鍊或從事瑜珈運動等方法。而且書店裡教導大家如何「矯正歪斜的脊椎」、「端正姿勢」等延年益壽的相關書籍更是多到不勝枚舉，讀者們也許或多或少閱讀過幾本。

然而我卻經常聽到這樣的聲音：「嘗試過好多種方法，卻都沒有什麼效果」或是「反而變得更痛」等等。

這全是因為沒有從「眼睛視覺」的角度來改善脊椎歪斜。

我的理論著重在從「眼睛視覺」的角度治療歪斜，這是打破過往常規且具有劃時代意義的治療方法。從醫學角度來看，視覺對身體平衡有著莫大影響，同時也是基本常識。

正因如此，我從正確理解了本書介紹的理論和體操，並已進一步養成習慣的體驗者口中，得到許多改善了疼痛和疾病，甚至是皮膚狀況變好了、臉變小了、變瘦了、高爾夫球的飛行距離變長了等等各種正面影響的回饋。

接下來，將為大家詳細解說原理和理論的內容。

還沒向大家正式問候之前，就已滿腔熱血地滔滔不絕。大家好，我是骨骼視覺矯正創始人中村弘志。

既是位於東京ＪＲ日暮里車站附近的中村整復所院長，也是中村藥漢方堂的代表。

大約30年前，我妹妹的脊椎受傷了。打從醫生宣告「雖然動了手術，但可能一輩子得坐輪椅」的時候開始，我便下定決心：「醫生治不好的話，就讓哥哥我來治療。」於是我活用過去所學的氣功、整脊整復的知識、技術，全心投入妹妹的治療中。

受傷的妹妹無法翻身，只能一直仰躺在床上。也因為仰躺，只能一直凝視著天花板。我不斷嘗試並從錯誤中思考獨創的治療方法，並持續照顧妹妹。就這樣，妹妹的症狀逐漸有所改善，也終於能夠重新恢復正常生活。當然了，我十分感謝當初為妹妹動手術，為妹妹盡心盡力的醫生。

有這個經驗，才有現在的治療方法，不僅能更精準且正確地矯正歪斜姿勢，甚至能夠連帶改善臉部歪斜問題。

我曾為許多患者進行治療，至今已超過25年。從治療過程中，發現深受脊椎前後左右歪斜、頸部落在身體前方、腰部反折等問題困擾的人其實相當多。這麼多的病例，讓我更加確信身體歪斜是所有不適症狀的根源所在。

在持續研究應該如何改善脊椎歪斜的過程中，我發現一個真相。

那就是，想要徹底矯正脊椎歪斜和不良姿勢，首要之務得從「眼睛視覺」

開始。

正在閱讀這本書的讀者或許會感到相當錯愕，但只要讀完這本書，相信您肯定也會認同「透過視覺治療脊椎歪斜」的意義及其重要性。

「掌握脊椎即掌握健康。」

脊椎對健康就是有如此大的影響。期望透過這本書，能加深各位讀者對脊椎的了解，並且透過「視覺」矯正脊椎的歪斜。

骨骼視覺矯正　創始人　中村弘志

第1章

身體的「疼痛」與「不舒服」源自於脊椎歪斜

第2章 透過「眼睛視覺」和「旋轉短肌」來調整姿勢

第3章 透過體操改善脊椎歪斜

第4章 矯正不良姿勢後，生活變得如此輕鬆愉快！

第1章

身體的「疼痛」與「不舒服」源自於脊椎歪斜

脊椎是身體的「主要支柱」

人體由大約200塊骨骼構成。其中如同「全家主要支柱」負責支撐整個身體的是脊椎。

從上方觀察脊椎時，可見脊椎骨分為前側、中間、後側3個部位，並由此了解各部位支撐身體的方法。

實際上，前側脊椎呈圓形，只有這裡才是真正支撐身體的部位。中間脊椎的部位有神經通過，後側脊椎則負責調整身體位置。也就是說，前側脊椎支撐沉重的頭部與身體，後側脊椎則調整身體位置。

前側脊椎稱為椎體，呈片狀圓柱體。人體有24個椎體，縱向堆疊成關節支撐身體。

脊椎由上至下、根據所在部位命名。位於頸部的脊椎稱為頸椎，共有7塊。接下來

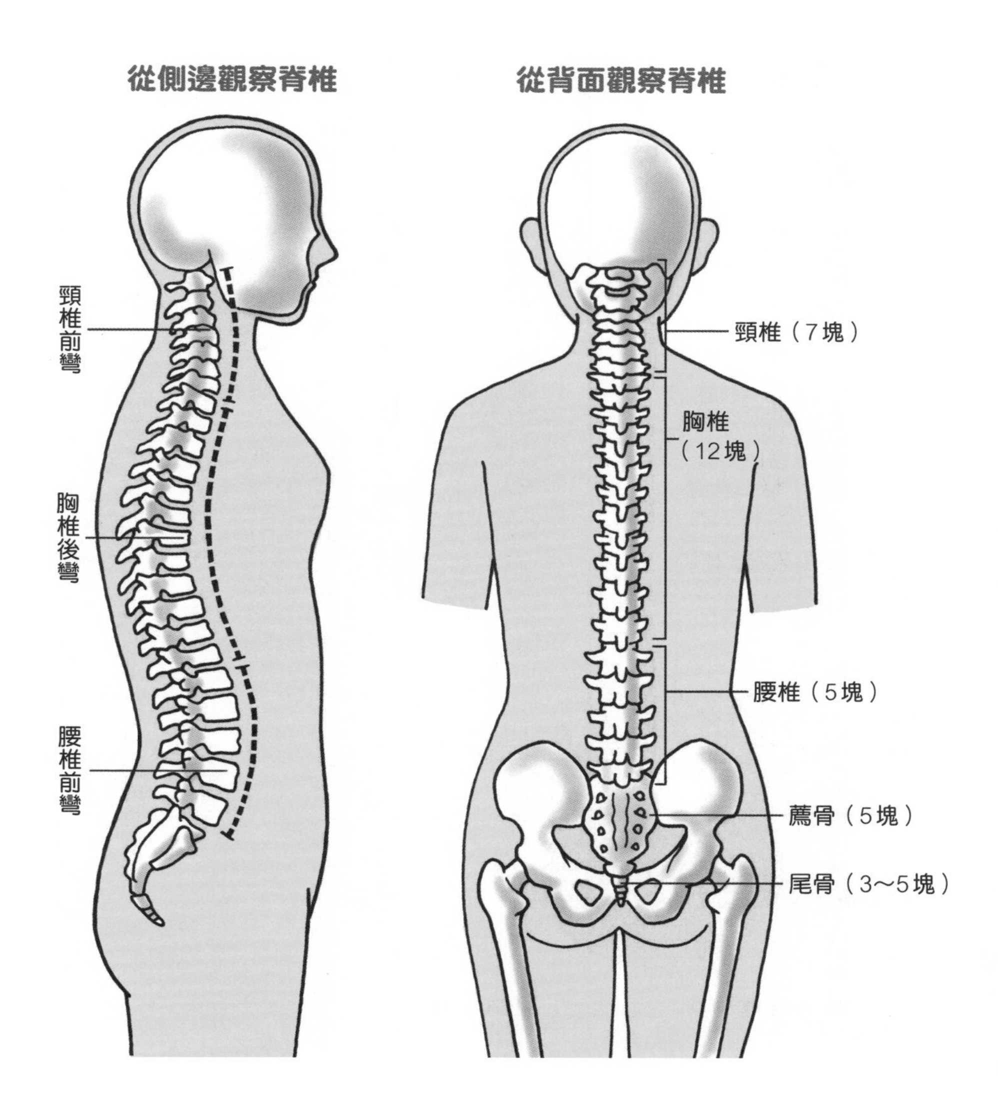
從側邊觀察脊椎
頸椎前彎
胸椎後彎
腰椎前彎
從背面觀察脊椎
頸椎（7塊）
胸椎（12塊）
腰椎（5塊）
薦骨（5塊）
尾骨（3～5塊）

是位於胸部一帶、腰部之上的胸椎，共有12塊。位於腰部至骨盆之間的是腰椎，共有5塊。連接椎體與椎體的，是名為椎間盤的軟骨，彼此交互堆疊構成脊椎。

脊椎最下方，突出於腰部中央的骨骼是薦骨，而尾骨則連接在薦骨下方。人類進化過程中，尾巴逐漸消失，尾骨是尾巴進化時留下來的痕跡。

從正面觀察，脊椎看似筆直，但從側面觀察，可見脊椎有輕微的彎曲弧度。頸椎稍微往前方彎曲，胸椎稍微往後方彎曲，而腰椎則是再次往前方彎曲。

從上方觀察胸椎

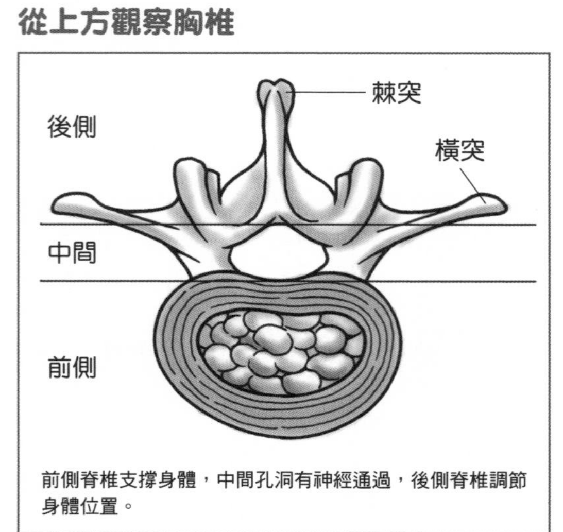

前側脊椎支撐身體，中間孔洞有神經通過，後側脊椎調節身體位置。

不知不覺中持續進展的膝關節炎

實際上，即便沒有疼痛症狀，也可能因為某種疾病或關節磨損而導致退化持續進展。

以關節為例，某位患者因人生第一次感到膝蓋疼痛而來到我開設的整復所。

透過超音波裝置檢查這位患者的膝關節，發現可能在數個月、甚至數年前，就已經產生關節磨損與退化的情況。令人感到不可思議的是，磨損情況如此嚴重，患者本身卻沒有出現任何疼痛症狀。其實，有這類情況的患者並不算少。

不管膝關節位置有無移位，如果因為沒有疼痛症狀而放任不管且持續操勞使用，久而久之，可能造成下肢力線（髖關節至踝關節中心點的連線）完全歪斜成O型腿。

脊椎承載重力也會對膝關節造成影響

即使通過膝關節的下肢力線正常，膝關節沒有疼痛症狀，一旦頭部傾斜偏離正確位置，也可能造成膝關節磨損，並持續退化變形。

走路時不自覺左右晃動沉重的顱骨，易導致足部每次著地時，膝關節因搖晃而承受負擔。

另一方面，姿勢不良造成左右失衡，也會使得膝關節不得不彎曲以維持平衡。因為這樣的關係，往往無法在伸直膝關節的

下肢力線歪斜，膝蓋負擔變大

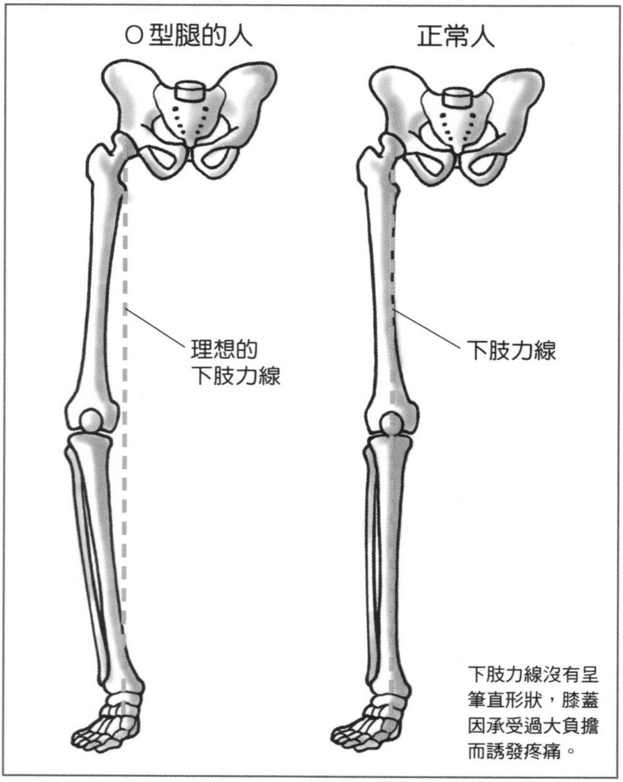

O型腿的人

理想的
下肢力線

正常人

下肢力線

下肢力線沒有呈筆直形狀，膝蓋因承受過大負擔而誘發疼痛。

即便沒有疼痛症狀，關節仍持續磨損

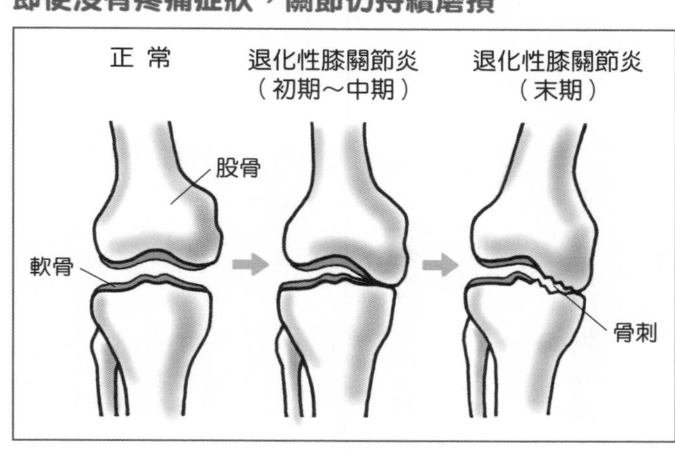

狀態下輕鬆邁步。不僅外觀不佳，走起路來也顯得老態龍鍾。

不過最大的問題在於，如果以膝蓋彎曲的姿勢走路，每當足部接觸地面，膝關節不僅容易搖晃，更容易額外造成膝關節磨損。

人體上方有沉重的頭部，其下方每一節脊椎都必須承受重力，這會連帶影響整個膝關節，進而引起膝關節炎。

頸椎和腰椎也是同樣情況。在脊椎和脊椎之間持續錯位的狀態下，頭部向前傾、以駝背姿勢走路、工作，久而久之容易造成整體脊椎磨損、變形、退化、損傷。承受重量的腰椎、骨盆一帶容易出現症狀，因此不少人常受椎管狹窄症、椎間盤突出所苦惱。

脊椎歪斜引起疼痛、疾病

人類必須每天將沉重的頭部扛在24塊脊椎上過生活。據說頭部重量約為體重的13%左右，假設一個人的體重50 kg，那24塊脊椎則必須在承重6～7 kg的狀態下行走、坐下、站起身。

一旦頭部位置偏離軀幹軸心，重量施加於身體，則會進一步導致脊椎歪斜。脊椎歪斜正是誘發所有疼痛與疾病的罪魁禍首。現在，讓我們一起來看看脊椎歪斜會引起哪些症狀和疾病。

頭痛、肩膀僵硬

脊椎歪斜引起的症狀中，最具代表性的就是頭痛和肩膀僵硬。

許多社會人士從早到晚坐在電腦前辦公，稍有空檔就是滑滑手機。持續這樣的生活，難免變成駝背等不良姿勢。其實，這時脊椎已經產生歪斜，倘若放任不管，可能導致頸椎和胸椎關節承受莫大負擔，進而引發疼痛症狀。

有些人除了肩膀和頸部僵硬，還可能出現頭部悶重、眼睛痛等症狀。實際上，這幾年來深受頸椎椎間盤突出、腰痛等不適症狀所苦惱的人正逐漸增加中。

頸椎過直

據說，約8成以上的日本人都有頸椎過直的問題，只是程度上有所差異。

頸部骨骼稱為頸椎，由7塊脊椎骨和椎間盤構成，正常頸椎稍微向前彎曲，透過拱形結構自然支撐頭部重量。

一旦結構崩壞，會導致頸椎過直。頸椎過直是指臉部比正常位置更加往前，所以頸椎無法呈現彎曲弧度而變得筆直。

頸椎過直的主要原因，無疑是現代人過度使用電腦和手機的情況。其實只要頸椎能夠維持拱形結構，自然能夠確實支撐沉重的頭部。

頸椎過直和正常的頸椎

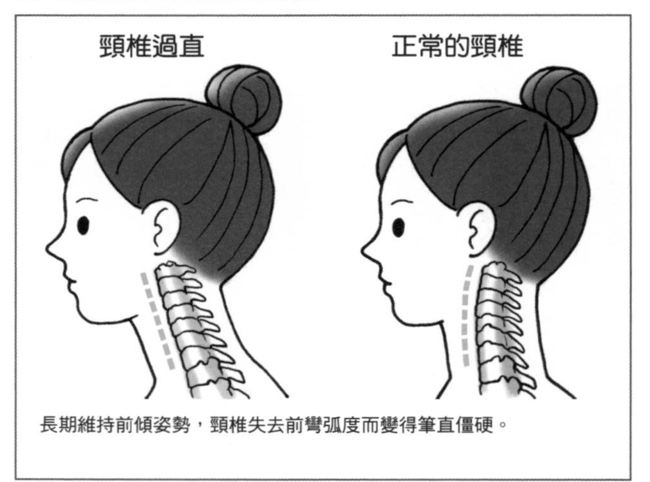

長期維持前傾姿勢，頸椎失去前彎弧度而變得筆直僵硬。

因為緊盯手機螢幕，造成頭部不斷向前傾斜，進而使頸部承受的負擔越來越大。導致頸部後方肌肉必須經常處於支撐沉重頭部的狀態，使這個部位的肌肉變僵硬，而頸椎也因為長期處於錯位狀態，逐漸變得筆直而失去原有曲線。

另一方面，頸部過直使肌肉緊繃，導致血管受到壓迫，腦部無法得到充分的血液供應。這就是容易引起頭痛和眼睛疲勞的原因。

肩周炎、五十肩

胸椎歪斜且活動不良，造成肩胛骨的活動受到影響，手臂連帶變得不靈活。這是因為，這些部位的骨骼全都彼此連接在一起。

而症狀也因人而異，像是會陣陣刺痛、或者無法向上舉起手臂。40多歲出現症狀時稱為肩周炎，50多歲出現症狀時稱為五十肩，但其實正式名稱為沾黏性肩關節囊炎。

大部分的人在數月內會痊癒，但放任不管的話，恐怕導致日常生活受到影響，甚至可能因為關節沾黏而無法活動。

造成五十肩的原因也和脊椎歪斜有關。肩關節要正常運作，前提是作為地基的肩胛骨必須正常活動；而肩胛骨要正常活動，前提是作為地基的脊椎也必須正確運作。

特別在駝背的狀態下，由於脊椎幾乎不動，因此向上抬起手臂時，肩胛骨難以跟著活動。現實生活中，罹患五十肩的人多半有姿勢不良、脊椎和肩胛骨活動力變差的問題。

腰痛

脊椎歪斜也是引起腰痛的原因之一。

從身體側面觀察脊椎（請參閱P13），可見脊椎並非呈筆直一條線，而是頸部前彎、背部後彎、腰部前彎，整體呈S字形的弧度。

之所以呈現這樣的構造，主要是為了在跳躍等動作產生衝擊時，幫忙分散衝擊力。脊椎若呈筆直形狀，容易因為無法分散衝擊力而受到損害。除此之外，強大震動也會直接傳至大腦，造成腦部嚴重損傷。

脊椎歪斜而偏離正確位置時，S形脊椎的緩衝作用無法發揮功效，連帶造成腰椎受損而引起腰痛。

我認為有駝背問題的人尤其要注意。駝背姿勢是指頭部向前傾斜，背部過度前彎呈拱形。這種姿勢常造成腰部承受過大負擔，而誘發腰部疼痛症狀。

椎管狹窄症

椎管狹窄症是一種脊椎承受過大壓力而引起的疾病。

隨著年齡增長，脊椎骨與脊椎骨之間的椎間盤逐漸失去水分，再加上腰部承受過大負荷，造成椎間盤受損，進而使椎間盤原有的緩衝功用大幅下降。

種種因素造成脊椎承受的負擔增加，開始產生變形。更可怕的是，脊髓的通道椎管（請參閱P24）逐漸變狹窄，進一步加劇變形的情況。病情進展到最後，通過椎管的神經受到壓迫，開始出現走路時腰痛、下肢麻木等各種病徵。

腰椎椎管狹窄症，是指腰椎椎體間結構變形，引起疼痛的疾病。據說主訴腰痛的患者之中，約有40％罹患腰椎椎管狹窄症。

根據報告顯示，這種疾病好發於高齡者，每10位高齡者中就有1位，相當於580萬的日本人患有椎管狹窄症。包含尚未出現疼痛症狀的候補名單在內，約有3300萬國民存在脊椎相關問題。

椎管狹窄症的患者之中，約90％有行走障礙，而且報告指出，這些患者的身體、心理QOL（Quality of Life＝生活品質）普遍下降。其中最具特徵的症狀是「間歇性跛行」，走路時臀部和下肢感到疼痛、麻木，症狀於稍微休息後有所緩解，但再次行走時，疼痛症狀隨之出現。

退化性腰椎病變

退化性腰椎病變，是一種隨著年齡增長，椎間盤疼痛、骨骼退化而誘發腰部疼痛的疾病。最初只感覺疼痛，但隨著病情進展，腰椎的神經通道變狹窄，可能進一步演變成腰部

椎管狹窄症是腰痛的末期病徵

姿勢不良

隨著長時間使用電腦或手機，逐漸變成駝背姿勢。

腰部緊繃

長期以駝背等不良姿勢生活，導致腰部承受重大負擔且維持緊繃僵硬狀態。椎間盤於不知不覺間逐漸失去彈性。

閃到腰

通常導火線都是抬起大型物體的動作，使腰部突然感到強烈劇痛，即為閃到腰（急性下背痛）。椎間盤失去彈性時，容易發生閃到腰的情況。

椎間盤突出

椎間盤受損且向後方移位突出，因壓迫附近的神經而引起疼痛。

退化性腰椎病變

椎間盤隨著年齡增長而退化所引起的疾病。伴隨腰部緊繃、無力、沉重，甚至出現下肢疼痛與麻木症狀。

椎管狹窄症

椎間盤受損、脊椎退化、椎管變窄的狀態稱為椎管狹窄症。椎管內的神經受到壓迫而引起強烈疼痛。

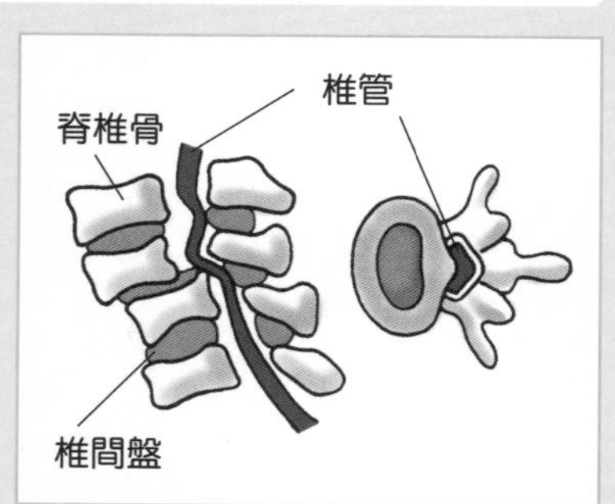

椎管狹窄症是指椎管變窄，壓迫通過內側的神經而引起疼痛的疾病。

椎管狹窄症。一旦出現下肢麻木和疼痛症狀，務必特別留意。

膝蓋痛

除了膝蓋受傷、運動傷害，膝蓋軟骨磨損等因素也會造成膝蓋疼痛。膝蓋軟骨磨損之所以引起疼痛，是因膝蓋軟骨具有緩衝功用，主要負責緩和施加於膝蓋上的衝擊力。換句話說，膝蓋軟骨是膝關節的守護神。

其實光是站立，膝關節就必須承受身體重量，導致經常產生過度使用的情況。而站起身、蹲踞、走路、上下樓梯等動作，更是需要膝關節反覆彎曲與伸展，這些動作促使膝關節軟骨不斷摩擦。

不只如此，年齡增長使膝關節逐漸失去彈性，膝蓋活動範圍隨之變窄。由於膝蓋無法完全伸直而增加膝關節的負擔，致使具有緩衝功用的軟骨逐漸受到磨損。

另一方面，脊椎歪斜也與膝蓋疼痛有密切關係。

姿勢不良有2種類型，一為背部中央的胸椎向前彎曲，亦即駝背的類型；一為腹部向前突出，腰部向後反折的腰椎前凸類型。這些姿勢容易發生在長時間久坐、不常走動，腹肌力量不足的人身上。

無論哪種姿勢，都會迫使頭部向前突出，而為了維持身體平衡，膝關節往往無法完全伸直，結果造成膝關節承受莫大負擔。

退化性膝關節炎

症狀包含膝蓋疼痛和膝關節積水的疾病。最初症狀是，站起身和起步走等剛開始移動身體時的動作引起疼痛，通常稍微休息一下，疼痛會自然緩解。然而隨著病情進展，跪坐和上下樓梯等動作開始變困難；再進一步惡化時，就連安靜休息也無法緩解疼痛。由於退化情況嚴重，膝關節因無法伸直而導致行走困難。

退化性膝關節炎患者中，有自覺症狀者大約1000萬人，而有潛在風險的患者（經X光攝影診斷的患者）則推估大約3000萬人。

髖關節痛

剛起步或走路時，大腿根部出現疼痛症狀。從椅子站起身時，瞬間感到疼痛而無法移動身體。症狀惡化時，就連安靜休息或睡覺時也會感覺疼痛。

隨著年齡增長，關節軟骨逐漸磨損時也可能引起這些症狀。

頸椎椎間盤突出

連接脊椎骨且負責緩衝功用的椎間盤，因外力或年齡增長退化（主要原因）而向後方移位突出的疾病。症狀包含頸部、肩膀、手臂疼痛或麻木，以及無法緊握筷子。另外，也可能出現雙腳不聽使喚、行走困難等症狀。以不良姿勢久坐、工作或運動都可能是誘發原因。

椎間盤突出

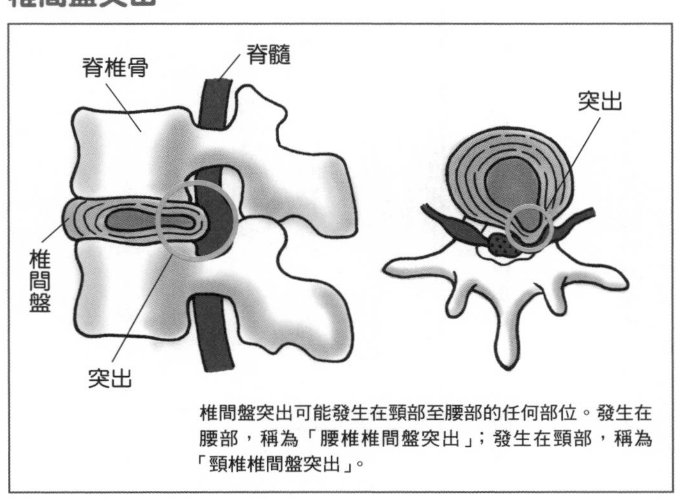

椎間盤突出可能發生在頸部至腰部的任何部位。發生在腰部，稱為「腰椎椎間盤突出」；發生在頸部，稱為「頸椎椎間盤突出」。

脊椎歪斜造成自律神經、內臟功能下降

脊椎不僅連接至顱骨，也與腦下視丘直接支配的自律神經相連。名為脊髓的細長神經束，從延腦向脊椎方向延伸，而這些脊髓神經通過脊椎中央名為椎管的空洞，並且分支延伸至肌肉和內臟。

脊椎歪斜導致自律神經受到壓迫，進一步妨礙內臟的正常運作。背部彎曲，也就是駝背的人，是不是常有上腹部灼熱、腹痛、胃脹等症狀？原因之一就是歪斜的脊椎壓迫到胃腸等消化器官。

不僅容易引起逆流性食道炎等消化器官疾病，還可能造成內臟整體功能下降，甚至有人會出現憂鬱、恐慌症等自律神經系統的精神疾病。

容易喘也是脊椎歪斜引起!?

脊椎歪斜也會對肺部造成不良影響。歪斜的脊椎壓迫肺臟，導致肺活量下降。過去明明輕鬆就能走上坡道或爬樓梯，不知從何時起變得氣喘吁吁，這些人未必都是體力不足，而很可能是脊椎歪斜所導致。肺活量下降使大腦處於缺氧狀態，除了出現睡眠變淺、疲憊難以消退等身體症狀，精神層面也可能大受影響，像是容易提不起勁、變得沒有自信等。

從以上種種情況可知，脊椎不僅與肌肉有密切關係，也因為與內臟相連，一旦產生脊椎歪斜現象，便容易對內臟功能造成非常大的影響。

除此之外，脊椎歪斜使頸部後方血流受阻，導致全身血液循環不良。不僅容易產生瘀血現象，也容易形成血栓，更可能增加三大疾病中的心肌梗塞、缺血性腦中風的發病機率。

還有更多！脊椎歪斜引起的疾病

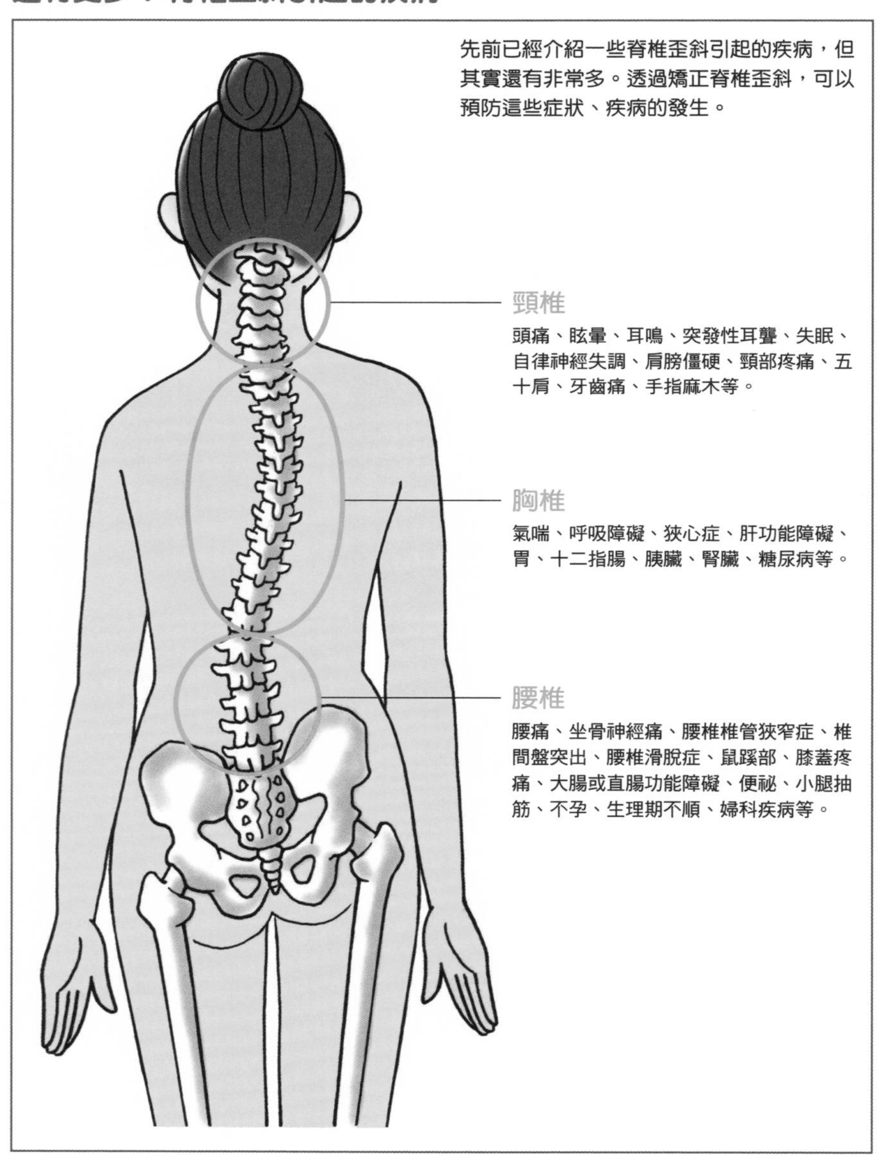

「氣、血、水」不平衡也是脊椎歪斜導致

我同時也是一名漢方醫學專家，因此，想先從東方醫學的角度稍微聊一下。東方醫學認為，人體由「氣、血、水」構成，這些元素平衡且順暢循環於全身，人體自然處於健康狀態。

然而脊椎歪斜，正是打亂東方醫學中「氣、血、水」元素的罪魁禍首。

「氣」：人類活動身體的能量來源。呼吸力量。

「血」：同西方醫學所說的血液。負責運送氧氣和營養素至全身、搬運老舊廢物和毒素至肝臟和腎臟，以及調整荷爾蒙平衡。

「水」：體內的透明液體。指的是鼻水、尿液、淋巴液等存在體內的水分（體液），而人體約有60％以水分構成。

姿勢不良導致「氣」＝呼吸力減弱

在「氣、血、水」之中，東方醫學認為「氣」是人類的能量根源，亦即呼吸力量。舉例來說，將胸廓比喻成鳥籠，並在鳥籠裡放一個充滿空氣的氣球。氣球吸入大量空氣而膨脹，但覆蓋於氣球外的鳥籠（胸廓）太小的話，能吸入的空氣量自然會減少，氣球膨脹程度也會受到限制。

導致鳥籠（胸廓）變小的原因，就是駝背等不良姿勢或脊椎歪斜。尤其長時間持續前彎姿勢，造成肩胛骨位置向前移動，促使胸廓不易擴展。

「氣」（＝呼吸力）一旦減弱，整個人顯得無精打采、容易疲累、有氣無力，甚至出現免疫力下降、容易感冒、腸胃虛弱等情況。

由此可見，脊椎歪斜會嚴重到奪走一個人的「氣」。

另一方面，姿勢良好且能吸入大量空氣的人，平時總是精神飽滿，能夠充分享受人生。

「血」和「水」也停滯

其次是「血」。血液透過心臟幫浦的作用，從心臟離開並流經全身。連接頭部的頸椎、頸部曲線正常，而且身體軸心也維持良好姿勢的情況下，血管就不會受到壓迫，血液也能順暢流動。但姿勢不良導致位於頸根部的血管受到壓迫，血液流動因此受到阻礙。一旦血液滯留，恐怕容易誘發肩膀僵硬、頸部疼痛、頭痛等症狀。

血液無法正常輸送至大腦，容易導致腦部氧氣供應不足。不僅擾亂思考、疲勞想睡，還會頻頻打哈欠，出現各式各樣的不適症狀。

順帶一提，三大疾病中的缺血性腦中風和心肌梗塞，就是因為血栓造成血液無法輸送至攸關生命的重要器官——腦部和心臟所引發。

最後是「水」。東方醫學中的「水」，指的是體液和水分代謝，若代謝變差，則容易引起尿液量減少、水腫、頭痛、眩暈、流鼻水等症狀。所謂的「水滯留」，也是脊椎歪斜和姿勢不良所引起。夜間頻尿、飲酒造成的水中毒等亦與「水」脫離不了關係。

身為漢方醫學專家才知道的漢方藥極限

「氣、血、水」保持平衡，不僅能夠消除身體不適症狀，還有助於預防缺血性腦中風和心肌梗塞，甚至是可能造成猝死的可怕疾病。基本上，漢方醫學會透過生藥的力量調整，提高「氣、血、水」。

雖然生藥治療很重要，但漢方藥物無法矯正脊椎歪斜，換句話說，漢方藥物並非根本的解決之道。而正因為我是一名漢方藥物專家，才膽敢這麼說。

真正能夠促使「氣、血、水」順暢的最佳方法，就是矯正脊椎歪斜。

構成身體的「氣、血、水」

維持生命活動
的體液
水
血
氣
供給內臟器官
營養素的物質
維持生命的
活力

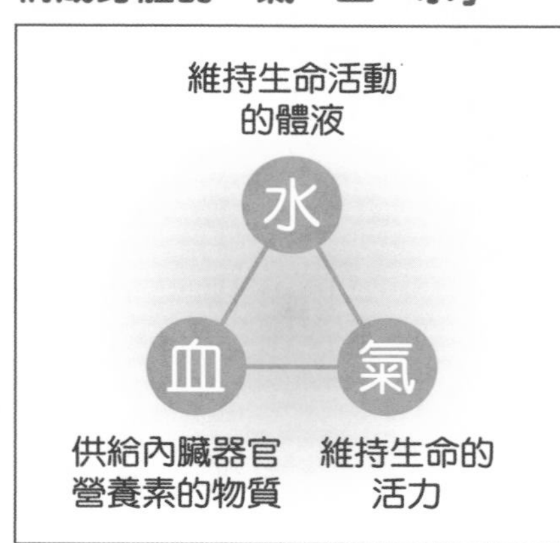

第2章

透過「眼睛視覺」和「旋轉短肌」來調整姿勢

STEP 1 了解支撐姿勢的「脊椎」特徵①

姿勢日漸變差是自然法則

人類的脊椎為什麼會逐漸歪斜？

造成脊椎歪斜的原因有很多，而主要因為人類原本是四足行走的脊椎動物。人類於大約400萬年前開始直立二足行走，解放雙手、自由活動。活動雙手的運動神經在大腦所占面積非常廣，大腦隨著頻繁使用雙手而逐漸發達，腦組織也跟著發育變大。

隨著腦組織的發育，保護和支撐腦部的顱骨變得更大。人類原本是四足行走的動物，卻出乎意料地進化成直立二足行走，而且頭部還越變越大。在脊椎必須支撐巨大化頭部的情況下，脊椎所需承受的負擔超乎想像。

脊椎具有緩衝保護作用，但構造十分不穩定

如第1章所述，人類的脊椎前側由24塊呈片狀圓柱體的椎體堆疊而成，負責支撐身體重量。

而鮮為人知的是，脊椎骨與脊椎骨之間上下形成關節，好比膝關節一樣。由於是平面與平面堆疊而成的構造，因此稱為「平面關節」（※），這也是脊椎骨容易移位的原因。

椎間盤在脊椎骨與脊椎骨之間，扮演著避震器的角色。椎間盤由柔軟膠狀組織構成，因此難以保持平衡。

堆疊的脊椎骨之間夾著結構不穩定的椎間盤，受到外力衝擊時容易變形坍塌。

椎間盤就像紅豆麵包

我經常告訴患者，椎間盤就像是紅豆麵包。

椎間盤裡有髓核，這個髓核就是紅豆餡。

將紅豆麵包放在平台，從上與下施加壓力會如何呢？如果只是輕壓，裡面的紅豆餡

※脊椎後側部位的關節稱為小面關節。這也屬於「平面關節」，因此較不具穩定性。位於脊椎最上方的第一節頸椎稱為寰椎，形狀近似環狀。本書旨在以淺顯易懂的方式說明，因此這裡不再詳加解說。

不會溢流而出；但若用力重壓，麵包體部分會裂開，使裡面的紅豆餡向外溢流。

同樣情況也會發生在椎間盤。順帶一提，溢流現象發生在椎間盤時稱為「突出」。椎間盤的髓核向外突出，因此稱為「椎間盤突出」。

脊椎骨之間的壓力只要不過大，基本上椎間盤都承受得住，但進一步受到壓迫的話，椎間盤會因為變形破裂而導致髓核向外突出。

椎間盤突出

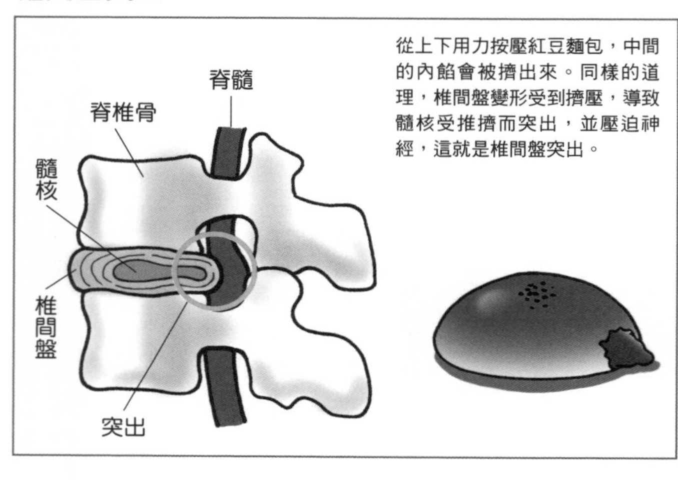

從上下用力按壓紅豆麵包，中間的內餡會被擠出來。同樣的道理，椎間盤變形受到擠壓，導致髓核受推擠而突出，並壓迫神經，這就是椎間盤突出。

脊椎並非呈一直線，而是帶有S形弧度的「平面關節」。每一節脊椎骨之間都存在剪力，這股力量使脊椎骨自然滑動和移位，也是脊椎總處於搖晃不穩定狀態的原因。一旦移位情況嚴重或椎間盤受損，很可能進一步引發椎管狹窄症。

而脊椎構造為何如此不穩定？主要是為了讓每一節脊椎都能靈活運作。身體想要自由自在活動，絕對少不了脊椎的柔軟結構。

STEP 1 了解支撐姿勢的「脊椎」特徵②

日常生活中，任何人都可能出現脊椎歪斜現象

請各位回想一下自己的日常生活場景，確認是否有以下習慣或不良姿勢？

①總是用同側手拿皮包，或總是將包包掛在同一側肩膀上。

②坐在椅子上時常翹二郎腿，且總是翹同一側腳。

③經常側坐，或者側躺時用手肘枕著頭看電視。

④以駝背姿勢長時間使用電腦。

⑤站立時經常將重心擺在同一側腳上。

日常生活中不經意的習慣或不良姿勢都可能造成脊椎歪斜。

另一方面，整天一直坐著或站著，長時間維持相同姿勢也是造成脊椎歪斜的一大原因。

即使是必須長時間維持坐姿的工作，根據工作性質的不同，身體承受負荷的部位也有所不同。像④的情況中必須久坐辦公桌前的人，由於經常性向前彎曲上半身，所以背部承受巨大負擔。而須經常盤腿工作的職人，則是腰部承受巨大負擔。

另外像是從事理髮師、美容師、商店店員等長時間站立的工作，則多半像⑤一樣，在不知不間將身體重心持續擺在同一隻腳上，久而久之就會造成脊椎歪斜。

其實，右撇子或左撇子的慣用手也會影響脊椎。

話說回來，畢竟身體必須承載重達體重13％的頭部，日常生活中要時時維持脊椎不歪斜幾乎是不可能的事。

STEP 1 了解支撐姿勢的「脊椎」特徵③

隨年齡增長造成的肌力下降、椎間盤磨損都是原因之一

肌肉隨著年齡增長而逐漸流失，這也與脊椎歪斜有密不可分的關係。

剛出生的嬰兒肌肉量很少，因此無法站立也無法走路，但隨著發育成長，肌肉量慢慢增加。在大約20歲之前，構成肌肉的肌纖維逐漸變粗變長，肌肉量隨之增長。

然而20歲過後，肌肉量開始一點一滴慢慢減少。一般而言，70歲左右時，肌肉量可能只剩20歲時的4成左右。可怕的是，30～50歲期間若缺乏運動，更會加速肌肉流失。

脊椎隨著肌肉量減少而變得更加彎曲。不僅運動功能下降，容易跌倒和絆倒的次數增加，還可能引發免疫力下降、血糖上升等各種風險。

軟骨和椎間盤也會隨年齡增長日益磨損

在椎間盤章節中曾說明過，除了肌肉量隨年齡增長而減少，位於脊椎和關節之間，負責緩衝墊功用的軟骨和椎間盤也會漸漸變形。好比一開始蓬鬆柔軟的床墊，在使用數年後開始變得扁塌，椎間盤也會隨著年齡增長而變薄，導致骨骼承受的負擔跟著增加。

年齡增長使骨骼承受的負擔變大，可能因此造成脊椎歪斜的程度加劇，或者姿勢不良的情況更嚴重。

肌力隨著年齡增長而逐漸衰退

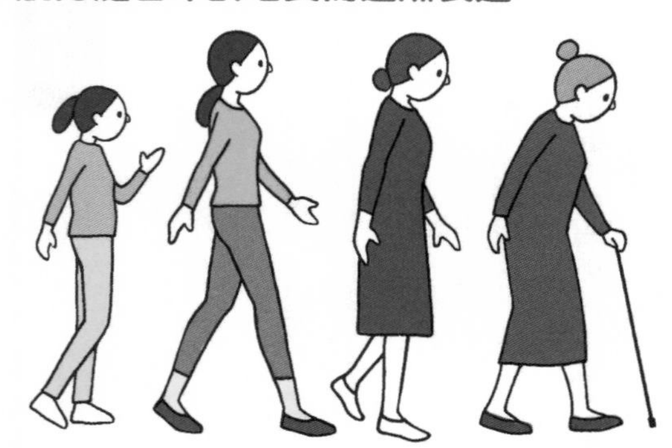

肌肉量於20多歲時達到高峰後，便開始逐漸流失，直到70多歲時，只剩下4成左右。

STEP 1 了解支撐姿勢的「脊椎」特徵④

我們的身體和臉部存在左右歪斜的情況！

第1章節中曾向大家說明，從正面觀察脊椎時，脊椎看似筆直；但從側面觀察時，可見脊椎呈S形曲線，而這才是脊椎正確位置。

然而從正面觀察時，會發現不少人仍存在左右歪斜的情況。如上方插圖所示，臉部呈傾斜一邊的姿勢。

假設脊椎歪斜，位在脊椎上方的頭部也會跟著傾斜，臉部不僅前後傾斜，還可能歪向左邊或右邊。

脊椎歪斜也會造成臉部傾斜

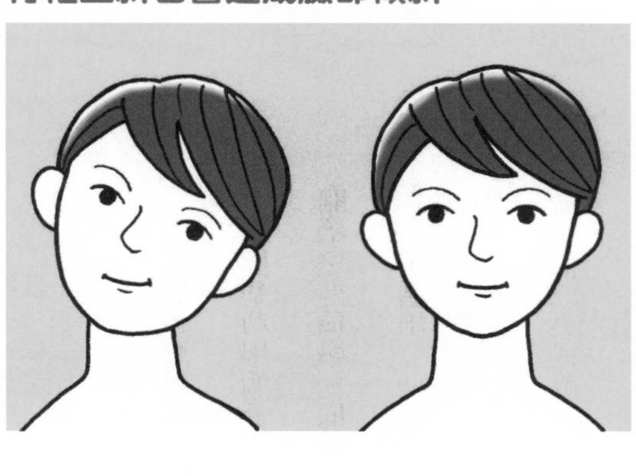

獨自研創的「骨骼視覺矯正」

那麼，應該怎麼做才能恢復正確姿勢，並且回復正確的臉部位置呢？

矯正身體姿勢的方法五花八門，包含瑜珈、皮拉提斯、整脊、按摩等，但我將重點擺在名為「旋轉短肌」的肌肉上，並且開發一種結合視覺的「骨骼視覺矯正」方法。接下來將在PART 2中為大家進行解說。

STEP 2 認識端正姿勢的祕密「旋轉短肌」①

從超深層肌肉的旋轉短肌開始矯正脊椎歪斜

我認為要改善脊椎歪斜、端正姿勢，必須從根本部位著手。於是我將重點擺在「旋轉短肌」。

關注脊椎周圍的肌肉，旋轉短肌！

「什麼!? 從來沒聽過旋轉短肌，這是哪個部位的肌肉？」我想應該不少人都有這種疑問。旋轉短肌位在脊椎最深層，分別連接著24塊脊椎骨。肌肉裡分布著調整姿勢、做出細微動作的感覺接受器，其中一種是名為肌梭的本體感覺受器，負責感知肌肉伸縮。屬於深層肌肉的多裂肌也存在大量肌梭。

旋轉短肌的構造 1

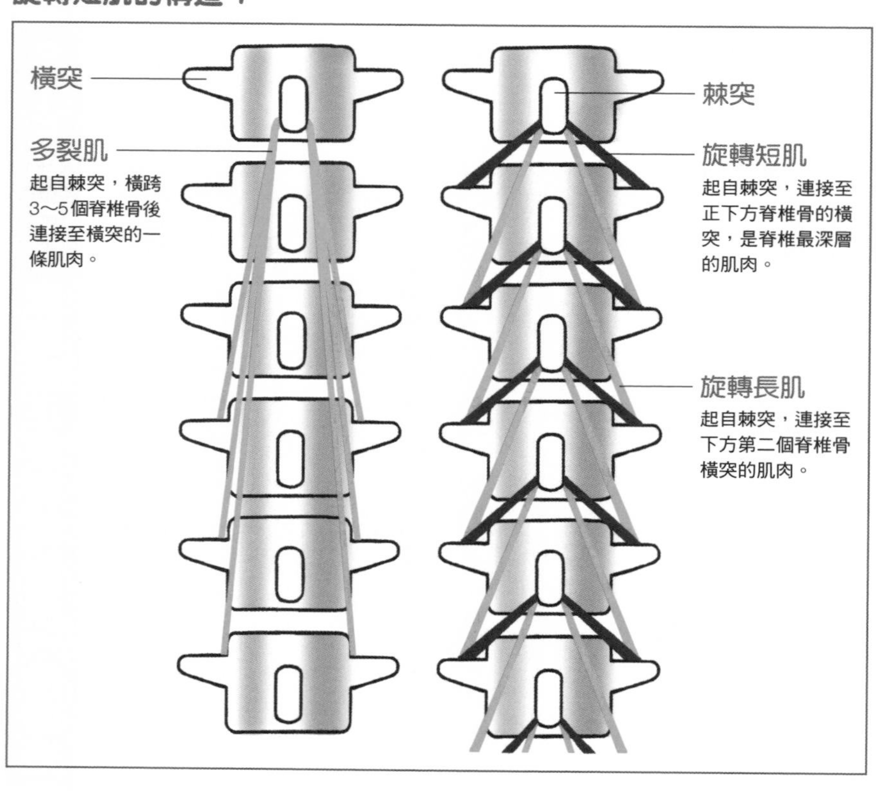

旋轉短肌內的肌梭甚至比多裂肌還多出4.5～7.3倍，位置也比多裂肌位於身體更深層的部位，緊貼在脊椎最深處並直接附著於骨骼。所以對脊椎而言，旋轉短肌絕對是至關重要的肌肉。

想要徹底矯正脊椎歪斜，旋轉短肌占有一席重要之地。亦即鍛鍊旋轉短肌，可說是根治脊椎歪斜的唯一方法。

STEP 2 認識端正姿勢的祕密「旋轉短肌」②

矯正旋轉短肌，脊椎馬上挺直

第1章節開頭中曾向大家說明，從上方觀察脊椎時，後側脊椎負責調整身體位置。後側脊椎有橫突和棘突，二者之間有肌肉相連，作用於「調整脊椎位置」（請參照P46）。

旋轉短肌是附著於每一塊脊椎骨上面的肌肉。類似的肌肉還有橫突間肌，位於鄰近2塊脊椎骨的橫突之間，作用於身體側躺的肌肉；以及「棘間肌」，位於鄰近2塊脊椎骨的棘突之間，主要作用於身體後仰的肌肉。

連接每一塊脊椎骨的旋轉短肌

在這些肌肉當中，尤其旋轉短肌對軸心旋轉、調整每塊脊椎骨位置的作用力特別強大。

這是因為附著於脊椎的肌肉中，旋轉短肌位在最深層。雖然也有旋轉長肌，但分布位置較為淺層，而多裂肌則是比旋轉長肌位於更表層的部分。

另一方面，相較於旋轉長肌附著於棘突和下方第2塊脊椎骨的橫突之間，旋轉短肌則是直接連接棘突和鄰近脊椎骨的橫突。

旋轉短肌因所在位置的關係，非常難以鍛鍊。但又因為連接每一塊脊椎骨，所以我認為，只要確實矯正旋轉短肌，必定能治好脊椎歪斜問題和端正姿勢。

旋轉長肌連接至下方第2塊脊椎骨，亦即跨過正下方的脊椎骨，基於嘗試矯正時可能發生移位現象，所以我才將目標鎖定在旋轉短肌。

旋轉短肌的構造

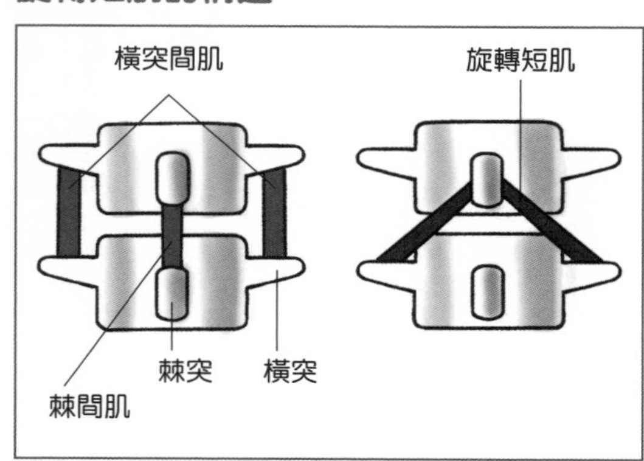

旋轉短肌始於棘突，延伸附著於正下方脊椎骨的橫突。

STEP 2　認識端正姿勢的祕密「旋轉短肌」③

旋轉短肌的矯正方法

旋轉短肌裡，有負責感知肌肉伸縮、名為肌梭的感覺接受器，矯正脊椎歪斜的效果備受期待。

只要逐一矯正脊椎位置，便能改善歪斜情況。然而，如P50的圖片所示，從外側施壓矯正歪斜的脊椎，或許能獲得暫時性的改善效果，但維持不了多久又會恢復歪斜狀態。

於是，我思考出一種「旋轉短肌矯正器®」手法，並也已經取得專利許可證。

旋轉短肌不同於能夠透過肌肉鍛鍊加以強化的大肌肉，所以即便進行矯正治療，也不會對手腳造成負擔。在肌肉放鬆狀態下，透過調整每一塊脊椎骨進行矯正。

首先，請先採取仰躺姿勢並放鬆全身力量，解放由上至下施加在脊椎上的重量。

接著於仰躺姿勢下立起膝蓋，盡量讓肩膀向下貼近床面，並讓左右側肩胛骨往脊椎方向靠近。接著將頸部向後拉，在避免腰部反折的狀態下將立起來的膝蓋向左右兩側傾倒。這樣便能有效鍛鍊旋轉短肌，是一種非常簡單的訓練體操。

然而，光是這麼做並不足以使脊椎真正回到正確位置，必須再加上接下來STEP 3中結合腦與視覺的關係來進行體操，才能真正矯正脊椎歪斜並端正姿勢。

脊椎容易移位

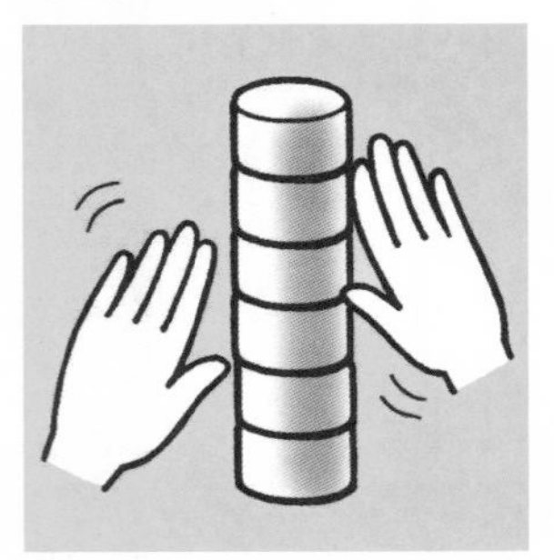
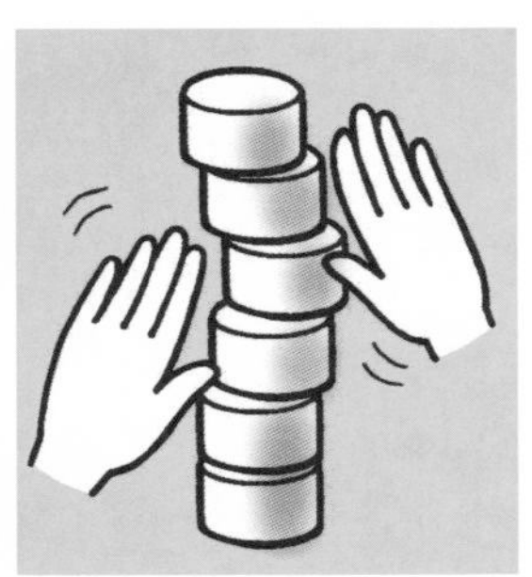

由於脊椎是平面關節，即使嘗試將其恢復至正確位置，沒多久又會再次移位。

鍛鍊深層肌肉也不容易改善脊椎移位的問題

我想大家應該多少聽過深層肌肉。所謂深層肌肉，是指多裂肌或半棘肌等軀幹肌肉。舉例來說，多裂肌位於脊椎背側，作用於3～5塊脊椎骨。

換句話說，鍛鍊深層肌肉好比用護腰緊緊包住脊椎並加以支撐。所以勤加鍛鍊多裂肌有助於穩定支撐脊椎。然而這種方法並不能直接作用於平面關節的每一塊脊椎骨，因此無法根本性地解決脊椎歪斜問題。

STEP 3 認識「腦」與「視覺」之間的關係①

我們並非用「眼睛」看，而是用「腦」看

據說人類大腦處理視覺情報時，需要占用整個腦容量的90％空間。

而人類走路或站立時，多數情況下也需要靠眼睛維持平衡。假設眼睛是一臺相機，實際將其影像化的則是大腦。換句話說，我們透過眼睛這部相機看到的東西，最後由大腦將其影像化並加以感知。

由大腦校正來自傾斜眼睛的訊號

經眼睛（眼球）進入的光線在視網膜轉換成電訊號，再透過視神經傳送至大腦並產生視覺影像。雖然腦內產生的影像是平衡的，但實際上因臉部傾斜，左右眼的高度多半不一致。

我們對於自己身體的傾斜缺乏自覺，並且認為自己使用身體的方式正確無誤。然而透過影片確認走路方式時，會發現自己的身體其實處於傾斜狀態。

實際的視覺感受與大腦視覺感受之間的差異

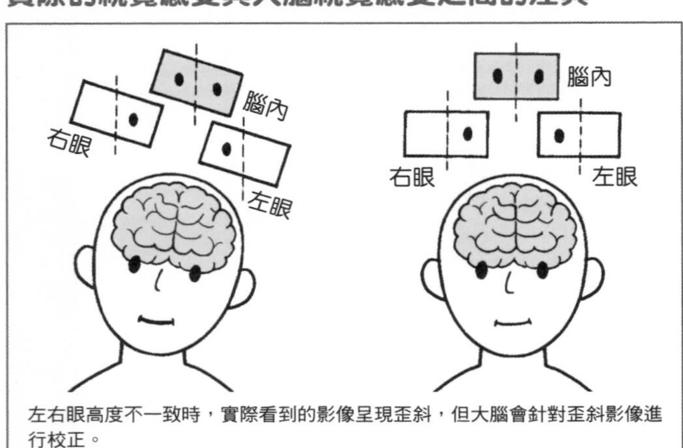

左右眼高度不一致時，實際看到的影像呈現歪斜，但大腦會針對歪斜影像進行校正。

之所以產生這個現象，是因為大腦針對來自眼睛的歪斜訊號自動進行校正。一般的脊椎矯正或骨盆矯正，多半只是試圖修正表面的臉部與身體歪斜，並沒有針對視覺歪斜進行校正。

而我研發的「骨骼視覺矯正」，則是透過眼睛進行脊椎矯正。大腦辨識眼睛看到的影像是否為正確位置的同時，針對身體位置的歪斜進行矯正。

其實姿勢再端正的人，走路時難免左右偏移，但只要維持沉重的頭部不偏離軀幹軸心且走路不晃動，就已經很棒了。如果能養成這種姿勢和走路方式，肩膀僵硬、腰痛、膝蓋痛等便會就此遠離你。

曾經嘗試我所研發的「骨骼視覺矯正」的體驗者當中，幾乎多數人都能在左右眼高度一致，臉部不會左右傾斜的狀態下，邊旋轉軀幹軸心邊走路。

即使臉部和身體歪斜，人類為什麼還是覺得自己站得筆直？

全世界半數以上的人都有脊椎歪斜問題。原因有二：①眼睛看到的影像在腦中是錯位歪斜、②脊椎屬於平面關節，容易搖晃不穩定。

這二者之間的關係好比「先有雞蛋，還是先有雞」，但不管怎麼說，頭部位置都是處於錯位、傾斜狀態。

頭部傾斜會改變重力方向與平衡器所形成的角度，而身體會進一步移動重心以避免跌倒。因此即便我們臉部歪斜，也依然能夠在毫無察覺的狀態下生活。

除此之外，三半規管一旦感知頭部傾斜，會立即透過神經傳送訊息至腦部本體感覺。①視覺、②本體感覺、③三半規管共同合作並將訊息傳送至手腳以維持身體平衡。這就是我們不會跌倒，能夠保持身體穩定的原因。

STEP 3｜認識「腦」與「視覺」之間的關係②

旋轉短肌與視覺、腦之間的關係

如Ｐ52的圖片所示，若腦內影像不正，脊椎和臉部會持續維持歪斜狀態。既然如此，我們應該怎麼解決才好呢？

如果能讓大腦精準認知眼睛所接收的影像，並且修正位置偏差，就能向運動神經回路下達正確指令。

尤其旋轉短肌內有大量肌梭，肌梭能夠感知身體在空間中的相對位置。透過持續鍛鍊旋轉短肌並給予大腦回饋，即可矯正腦內影像的偏差，這種方式稱為「骨骼視覺矯正」。

根據這個理論所研發的器具，就是稍後即將為大家解說的「喀鏘復位器®」。這是一種利用專利技術針對腦內位置偏差進行３Ｄ辨識的健康器材。

何謂在腦內進行3D辨識

如先前所述，在我們日常生活中，大腦處理視覺情報時，需要占用整個腦容量的90％空間。

大腦處理來自眼睛的訊息，我們再根據處理過的訊息活動身體。使用眼睛的這一連串過程稱為「視覺功能」。

視覺功能正常運作，３Ｄ立體的外界空間才會正確地重現於腦中。

臉上有２顆眼睛，右眼看到的影像和左眼看到的影像有所差異。正因為有差異，人類才能看到立體影像（３Ｄ立體電影就是利用右眼和左眼看到的影像差異，在大腦內構成立體影像）。

當脊椎位在正確位置，含顱骨、肩胛骨在內的骨骼都會位在最精準的正確位置，使眼睛看到的影像被正確辨識為３Ｄ影像，身體便能隨之順利旋轉。

一流運動選手的３Ｄ辨識力多半優於常人。以棒球選手大谷翔平為例，他眼睛所看到的影像和腦內感知的影像共同帶動一節一節的脊椎，並流暢地傳送至雙手雙腳。這樣的高協調性讓他同時成為一名能夠發揮巨大力量的打擊者。一旦右眼和左眼看到的影像，以及身體位置產生偏移，不僅無法立即辨識飛來的球並作出反應，也無法及時擺動身體以擊中球心。

基於這個道理，經過我的治療後，眼睛看到的影像能夠正確傳送至大腦，並帶動一節一節脊椎運作的力量跟著提升。像是因腰痛前來就診的病患，經治療後不再感到腰痛。除此之外，也有不少患者傳來「過去打高爾夫球從來沒有成功過的長打，現在終於做得到了」等讓人感到開心的正向回饋。

STEP 3 認識「腦」與「視覺」之間的關係③

矯正脊椎歪斜有助於改善臉部歪斜

顱骨（臉部）連接至脊椎，而下顎則掛於顱骨下方。

有些人下顎突出於軀幹軸心前方，導致下顎向上抬起；有些人則是臉部稍微傾斜或旋轉，導致出現歪斜現象。

這些問題也都可能是視覺偏差和脊椎歪斜所引起。

然而，截至目前為止並沒有

事實上，高達95%的人有頸部向前傾斜的問題

↓

如果一直處於頸部歪斜狀態下生活

↓

歪斜情況只會越來越嚴重

↓

但是！

↓

透過「骨骼視覺矯正」
改善脊椎歪斜

↓

不僅脊椎

↓

臉部歪斜情況也會隨之改善

調整正中線，讓臉部位於軀幹軸心上方，
左右差異自然消失。

基於左右兩眼來矯正顱骨（臉部）傾斜和旋轉的方法。因此不少人即便在意臉部歪斜問題，卻也因為「這是無可奈何的事」而選擇放棄。

但現在只要實踐我所提出的透過「視覺」治療脊椎歪斜的「骨骼視覺矯正」，不僅能使姿勢變端正，還有助於改善臉部歪斜問題。

因為這是一種基於「顱骨與脊椎相連」的概念所研究開發的矯正方式。

STEP 3 認識「腦」與「視覺」之間的關係④

臉部歪斜也會影響牙齒咬合

近來，有許多深受齒列不齊或咬合不正所苦、已經進行牙齒矯正，齒列依舊歪斜、齒列逐漸變得不整齊的人等等，前來我的整復所諮詢。

臉部歪斜造成牙齒移位，進而影響咬合。持續施加輕微力量於牙齒上會使牙齒慢慢移動，所以牙齒矯正的原理就是透過金屬線或橡皮筋持續施加力量，讓牙齒移動並排列整齊。

下排牙齒長在下顎骨上，而下顎骨懸吊在上排牙齒座落的顱骨下方。基於這樣的結構，若在顱骨（上排牙齒所在處）傾斜或旋轉狀態下，每天無數次咀嚼或開合嘴巴，就算牙齒位於正確位置，久而久之也難免造成咬合不正，甚至容易晃動的情況。

據說日本人平均每餐咀嚼次數超過６００次，一天三餐大概需要咀嚼１８００次以上，難怪牙齒承受著巨大負擔。

這時候若再加上臉部歪斜，亦即在上顎與下顎錯位的狀態下咀嚼，又會產生什麼樣的情況呢？牙齒往不正確的方向移動，也是在所難免。

假設原本就有咬合不正問題，理當進行牙齒矯正方能改善，首要之務是請值得信賴的牙醫協助矯正。

不過，治好歪斜的脊椎且端正姿勢後，不僅能改善臉部歪斜，也確實能夠同時改善齒列和咬合問題。

舉例來說，我有一位S患者，他既有咬合不正的問題，牙齦也不太健康。在他54歲時，他的牙醫跟他說「等你80歲時，天生原有的牙齒肯定會少於20顆」。

但他花了2年的時間持續來我的整復所矯正脊椎歪斜，並於62歲時再次到牙科進行X光攝影檢查，據說不僅牙根變得穩固，咬合有所改善，齒列也

透過骨骼視覺矯正改善齒列

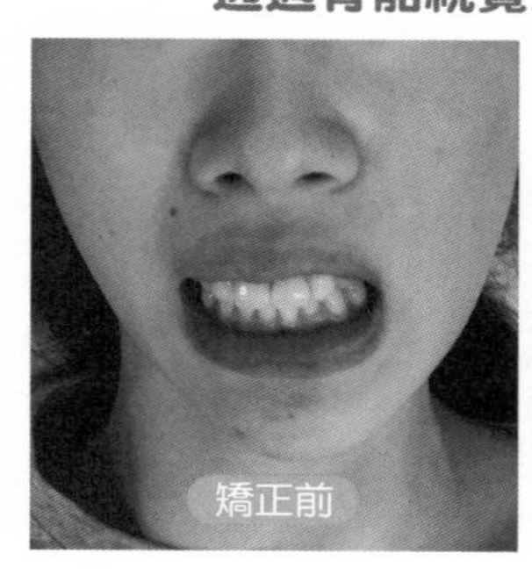

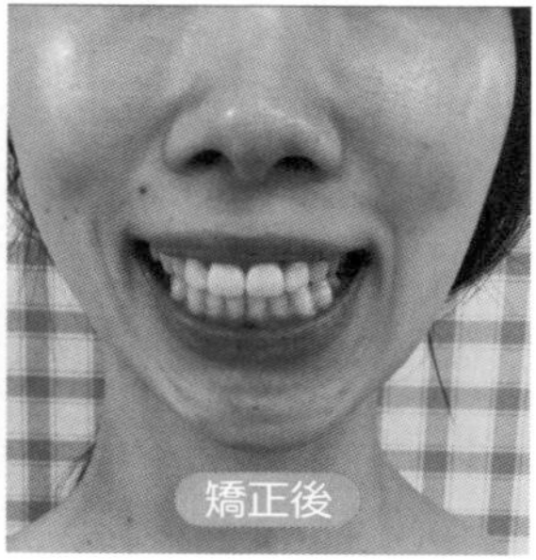

整齊許多。這讓牙科醫師嘖嘖稱奇，並向他保證「你就算到了80歲，還是能保有20顆以上的原有牙齒。」

從X光片看來，雖然過去牙齒和牙齦之間的界線不清楚，但現在不僅牙根穩固，原本傾斜的牙齒排列也變得整齊許多。

※參考文獻：《顔・体・バランスケア お口の健康を保つために》筒井照子 醫齒藥出版股份有限公司

改善姿勢讓臉直接小一號

小臉是當前的流行趨勢，整復所裡也有不少希望矯正臉部歪斜的患者前來就診。嚴格說來，臉部歪斜的起因是沉重的頭部自軀幹軸心偏移所導致。

也就是說，只要確實矯正歪斜的脊椎，讓頭部正確恢復至軀幹軸心上，自然能改善臉部歪斜情況。臉部和身體產生錯位現象，導致臉部和身體的肌筋膜不平衡，所以，若要矯正臉部和身體的歪斜，必須從肌筋膜著手。

不少改善脊椎歪斜的患者都會笑著跟我說「我好幸福」、「朋友都說我變漂亮了」、「看起來顯得年輕許多」、「工作變得更加順利」，這些正向回饋讓我相當有成就感。

不少患者原本是為了矯正脊椎歪斜而前來看診，卻意外獲得「臉部歪斜問題也一併解決了」、「臉直接小了一號」等一石二鳥的成效。

改善脊椎歪斜讓臉直接小一號

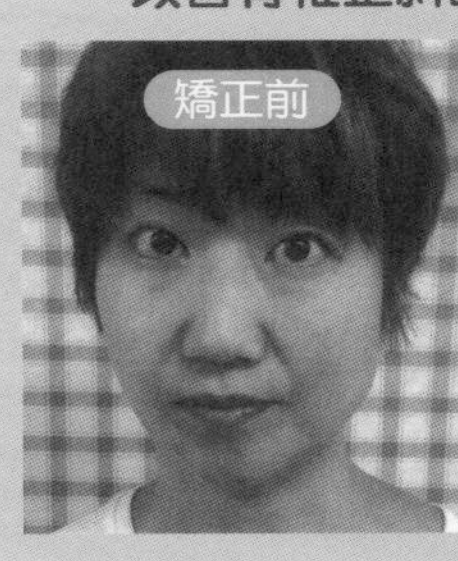

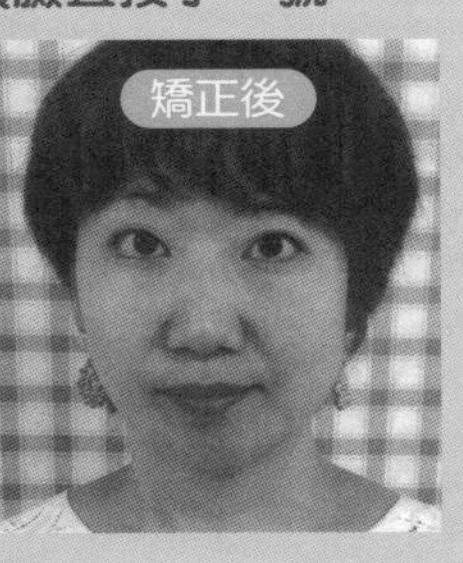

關於「喀鏘復位器®」

基於視覺與大腦之間的關係，我更加確信，矯正最靠近脊椎的小肌肉——旋轉短肌，亦即「骨骼視覺矯正」，才能真正矯正脊椎歪斜並端正姿勢。於是，根據這個理論，我研發出一種健康器材「喀鏘復位器®」，並於二〇二一年取得專利權。

「喀鏘復位器®」是一種提升軀幹和關節力量的健康器材，使用者只需要仰躺在地上並放鬆全身力量，在脊椎不受力的狀態下讓器材輔助脊椎恢復至正確位置，藉此提升身體力量。

每天只要持續1～10分鐘，就像刷牙一樣輕鬆簡單，其旨在透過「視覺」矯正脊椎歪斜。需要卯足全力才能做到的運動往往難以持續，且擁有運動習慣的人也不多，因此，我盡量讓這項矯正運動輕鬆易行。

就算是討厭運動的人也會每天刷牙，這套矯正運動，正如刷牙一樣不需要採取什麼特別姿勢，只要針對旋轉短肌施以穩定的阻力，便能一節一節調整脊椎。

透過眼睛，亦即透過視覺調整前傾的臉部和頸部，使其恢復至和身體一致的正確位置，並且消除眼睛所見影像和大腦呈現影像之間產生的差異。

每天進行數分鐘的「喀鏘復位器®」矯正運動，自然能夠以不歪斜的姿勢好好走路。

針對附著於脊椎的肌肉——核心肌群，進行矯正與鍛鍊的器材

本書先前介紹過，仰躺在地並看著天花板做體操，同樣也是透過視覺矯正骨架。但對於想要更精準矯正脊椎歪斜並端正姿勢的患者，建議活用「喀鏘復位器®」健康器材。

使用方法非常簡單。先將「喀鏘復位器®」攤開在地上，然後身體仰躺在器材上面，調整好位置讓紫色小球垂掛於臉部上方。凝視這個小球，調整眼睛焦點的

健康器材「喀鏘復位器®」

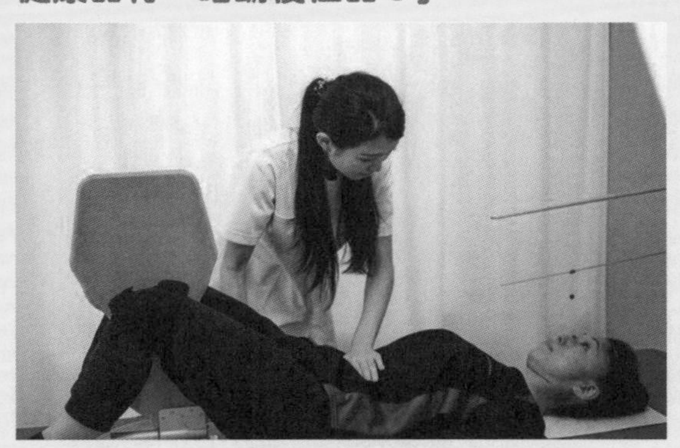

不僅能夠修正位移，還能同時進行調整與鍛鍊的「喀鏘復位器®」。透過租借服務，在家也能獨自操作。

同時左右搖晃膝蓋。這是一種利用視覺矯正脊椎的新型健康器材。

關於「喀鏘復位器®」的命名，靈感來自於錯位的骨骼復位時，部分患者會經由骨傳導感覺到「喀鏘」的復位聲。

本整復所提供「喀鏘復位器®」的租借服務，讓患者能夠在家輕鬆操作。「原本因為腰痛或膝蓋痛而走不動，但現在已經行動自如。」不少患者對這項器材讚譽有加。

※含旋轉短肌在內，附著於每一節脊椎骨之間的肌肉通稱為「核心肌群®」。骨骼視覺矯正已經取得專利權。

第3章

透過體操改善脊椎歪斜

真正需要的是「脊椎柔軟性」

任何人的肌力和脊椎柔軟性，都會隨著年齡增長而衰退，身體歪斜程度也會跟著持續進展。

在肌力和脊椎柔軟性衰退狀態下試圖矯正歪斜情況，通常都無法立即恢復至正確位置，只能在當前柔軟度範圍內進行矯正。

即便能做到身體前彎時雙手觸地、身體大角度向後仰，甚至像我一樣能夠雙腳張開大於200度以上，這些身體柔軟度並不完全代表「脊椎柔軟性」。

只要活著，就必須提高脊椎柔軟性。好比儲蓄的觀念，我們必須儲存脊椎柔軟性這個資產，這是即便年齡增長，還能維持良好姿態的祕訣。

如果能提高脊椎柔軟性，即便脊椎稍微歪斜，只需稍微進行調整便能迅速恢復至正確位置，並且促使身體肌肉平衡、恢復正常運作。

只要改善肌肉不平衡現象，腰痛、肩膀僵硬，以及不適症狀等惱人問題自然也會迎刃而解。提高脊椎柔軟性、矯正脊椎歪斜是永保健康且長壽的最佳捷徑。

頸部突出於脊椎前方的姿勢

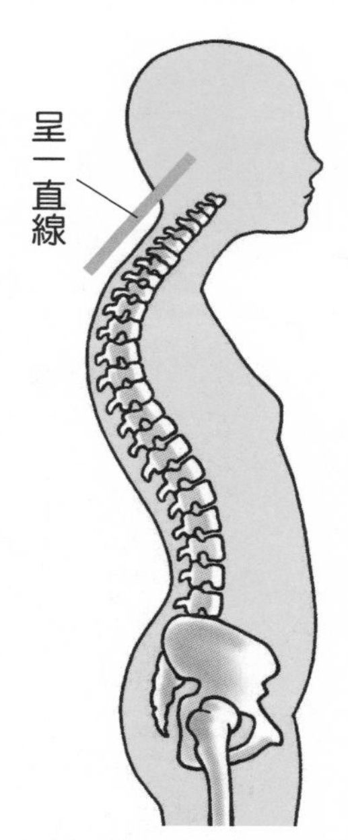

重力將頭部向前推，致使頸部從側面看來幾乎呈筆直狀態。頭部向前移動導致胸椎向後退，進而呈現腰部反折姿勢。

頸部正確位在脊椎上的姿勢

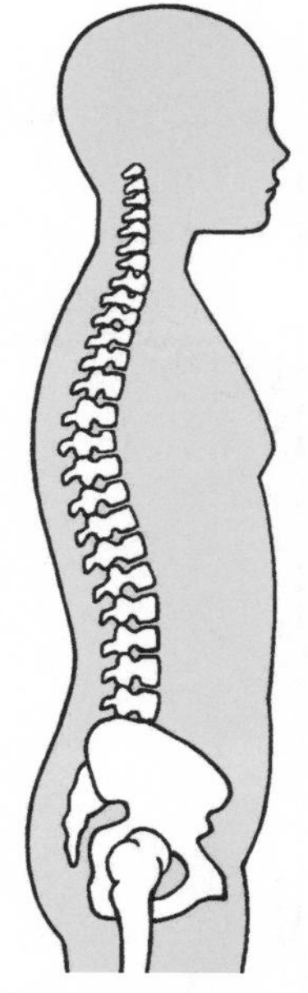

只要頸部正確位在脊椎上，脊椎自然會呈現緩和的S形弧度，不會出現腰部反折姿勢。

脊椎柔軟性隨年齡增長而衰退

脊椎柔軟性之所以隨年齡增長而衰退，主要是因為重力造成頭部重量從脊椎正上方往正下方施加。

上半身向前傾斜的類型

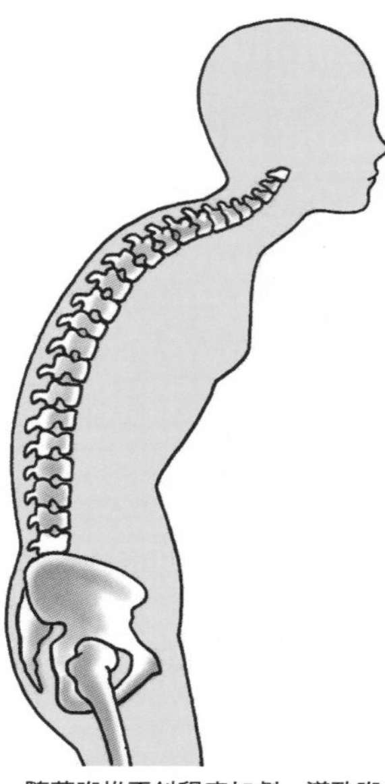

隨著脊椎歪斜程度加劇，導致脊椎無法支撐沉重頭部，逐漸變成身體向前傾斜的姿勢。

沉重頭部壓迫脊椎的姿勢

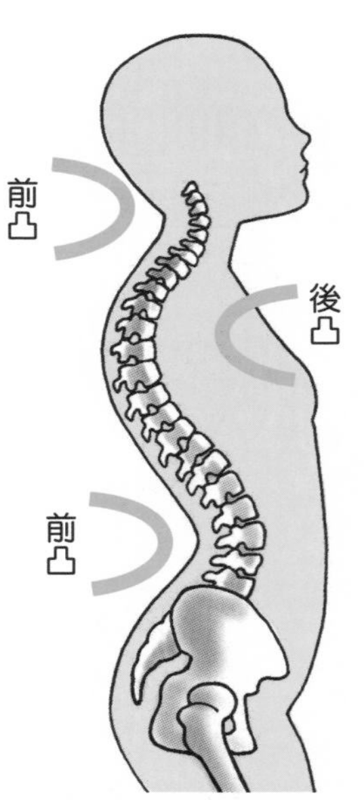

沉重頭部從上方施加的重力，導致脊椎的S形弧度變大，且變得僵硬。

脊椎的彎曲程度隨年齡增長而變大，脊椎柔軟性也跟著慢慢衰退。常見頸椎前凸程度加劇時，胸椎後凸和腰椎前凸的程度跟著變大。

頸部（頸椎）突出於脊椎前方時，重力沒有從正上方向下施加。頭部向前推出，再加上來自正上方的重力，所以頸部並沒有因此彎曲，反而是變得筆直。情況嚴重時，甚至出現向後彎曲的姿勢。

如何提高脊椎柔軟性？

具體來說，要提高脊椎柔軟性，必須提高以下3種力量，並且同時提高脊椎往各個方向的柔軟度。

①頸部（頸椎）：將頸部向後拉的力量。
②胸部（胸椎）：擴胸並將肩胛骨向後拉的力量。
③腰部（腰椎）：收縮腹部的力量以避免腰部向後反折，保持臀部不會向後翹起。

將頸部（頸椎）向後拉並擴胸（胸椎）時，腰部（腰椎）容易出現向後反折的姿勢。

所以，必須同時提高這3種力量。

不過，上半身向前傾斜的類型，則不需要擔心腰部向後反折的問題。只需要增強將頸部向後拉的力量，以及擴胸時將肩胛骨向後拉的力量，並同時提高脊椎往各個方向的柔軟度就足夠了。

第三章中，我們將介紹提升脊椎柔軟性的方法和體操，以及數種能讓身體更舒適、輕鬆活動的體操。

在這之前，我們必須先掌握自己目前的身體狀態。

透過攝影確認自己的走路姿勢和站立姿勢

行走或著站立的時候，自己應該難以看見當下身體處於什麼樣的狀態。這正是證實「百聞不如一見」的時候，拍攝影片並自行確認一下吧。現在人手一支智慧型手機，只要設置在固定位置就能進行拍攝，或者請家人、朋友協助拍攝。

需要拍攝的內容是「走路的踏步姿勢」和「站立姿勢」，而且要分別從正面、左側面、背面、右側面4個方向拍攝。在相機固定不動的狀態下，自行照順時針方向轉動身體即可完成拍攝。

仔細觀察拍攝的影像，應該能清楚看出自己身體和臉部的傾斜情況。

從4個方向拍攝踏步姿勢

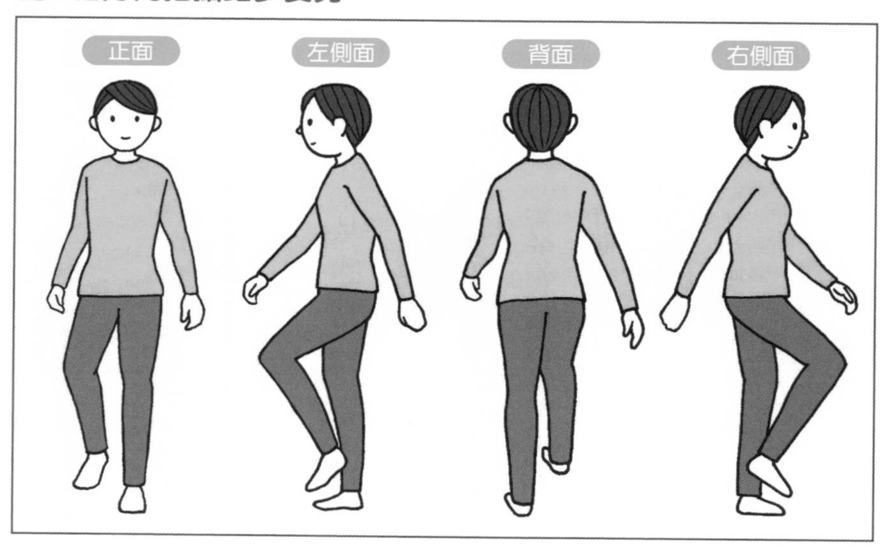

從4個方向拍攝站立姿勢

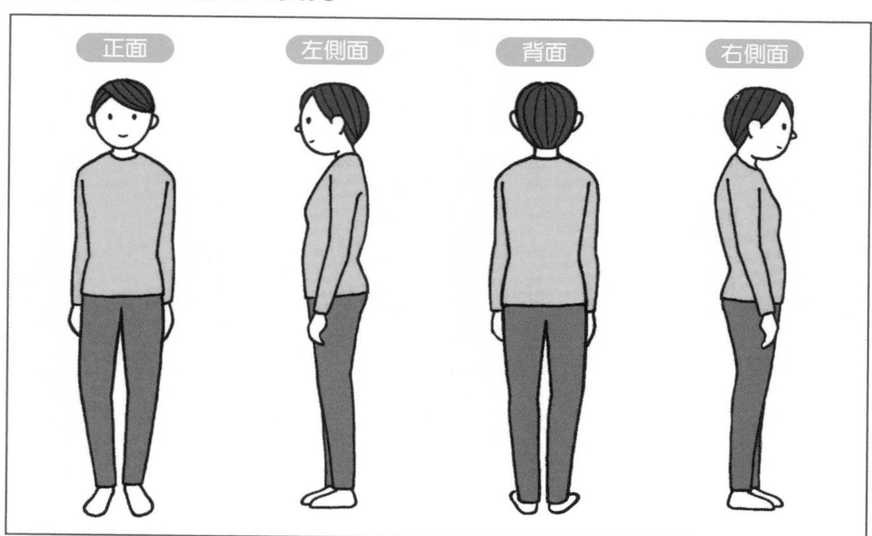

觀看影片確認自己「臉部和身體的正中線」

想要改善歪斜，首要之務是透過拍攝確認自己使用身體的方法。對於來整復所治療的患者，我都會請他們務必拍攝身體的影片，畢竟這是治療身體歪斜的最佳捷徑。

首先，請透過影片確認自己「臉部和身體的正中線」位置是否偏移。

如文字所示，正中線指的是臉部的中間線、身體的中間線。這條線呈筆直狀態代表我們以正確的姿勢使用身體。

相反的，臉部和身體的正中線歪斜，或者臉部和身體的正中線錯位，都可能造成骨架

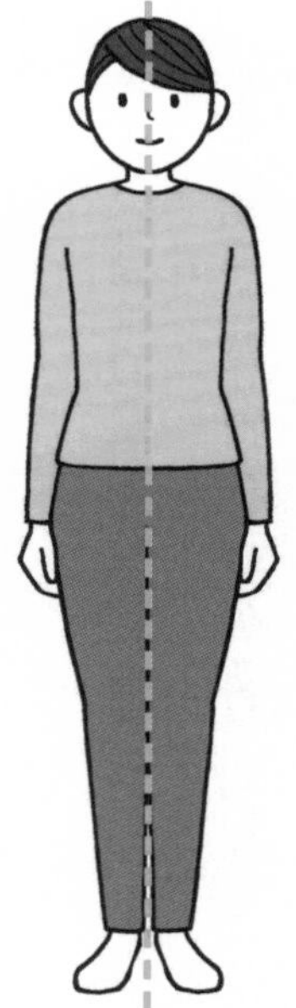

正確姿勢為，臉部正中線和身體正中線呈筆直的一條直線。

偏移而產生歪斜現象。

臉部和身體的正中線錯位，造成承載體重的關節逐漸磨損與變形。一旦神經受到壓迫，容易誘發疼痛症狀，而進一步壓迫到血管時，血液循環不順會引起自律神經失調，從而演變成誘發各種疼痛和疾病的根源。

首先，從全身的①正面、②左側面、③背面、④右側面4個方向進行拍攝，並且透過影片進行確認。相信半數以上的人可能對姿勢歪斜程度超過自己預期而感到驚訝，但這就是現實情況。

①觀察從正面拍攝的影片，確認以下項目

1 左右眼睛的高度？ ⬇ 左右眼高度一致 or 左右眼高度不一致。

2 雙眼和雙耳的位置？ ⬇ 左右側眼睛和耳朵都沒有差異 or 左右側眼睛和耳朵錯位，有些向左向右移位的現象。

3 臉部和身體的位置？ ⬇ 兩眼之間的中線相對於身體位在正中間 or 向左或向右偏移。

4 肩膀高度？ ⬇ 左右側肩膀高度一致 or 左右側肩膀高度不一致。

5 雙膝之間？ ⬇ 雙膝閉合 or 雙膝張開，或者雙膝靠得太近。

接下來觀察正面的「踏步」影片，同樣確認上述5個項目。

②觀察從左右側面拍攝的影片，確認以下項目

1 頸部和臉部的位置 ⬇ 位於脊椎（軀幹軸心）上方 or 移位至脊椎前方。

2 下巴的位置？ ⬇ 確實收緊下巴 or 下巴突出並向上抬起。

3 肩膀與肩胛骨的位置？ ⬇ 肩胛骨向後拉 or 肩胛骨向前傾斜。

4 背部？ ⬇ 背部筆直（姿勢端正） or 背部向後呈圓弧形（駝背）。

5 腰部位置？ ⬇ 腰部不過度往前挺出 or 小腹突出且腰部向後反折。

6 膝蓋角度 ⬇ 伸直狀態下足部著地 or 稍微彎曲狀態下足部著地。

確認過左右側面的影片後，接著觀察左右側面的踏步影片，同樣確認上述6個項目。請以P67「頸部正確位在脊椎上的姿勢」為基準，確認自己的姿勢。

臉部和身體歪斜、位置偏移的主要原因有以下3點。

①脊椎柔軟性不足導致無法維持在正確位置（不少人於靜止時不會出現偏移現象，但走路時會出現位移現象）。

②視覺讓自己認為自己的姿勢很正確，但實際上已經產生偏移。

③骨架中最重要的脊椎如果一直處於位移狀態，將無法調整至正確位置（施以復位或軀幹鍛鍊後，很快又會產生位移現象）。

先牢記這些知識，並隨時掌握自己的姿勢狀態，在走路時多多注意，維持良好姿勢。

保持脊椎直立的走路技巧

在脊椎歪斜的狀態下走路，沉重的頭部多半容易向左右側搖晃。

改善方法為，走路時不再遵循傳統的「1，2，1，2」節奏，建議改為「1，2，3，1，2，3」。這個方法應該會有相當顯著的成效。

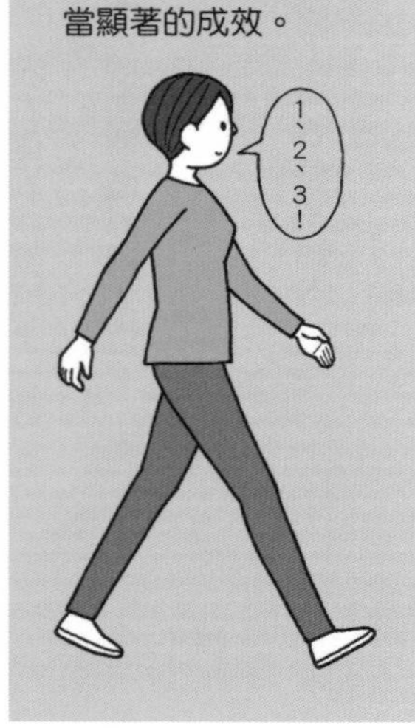

自我檢測脊椎柔軟性

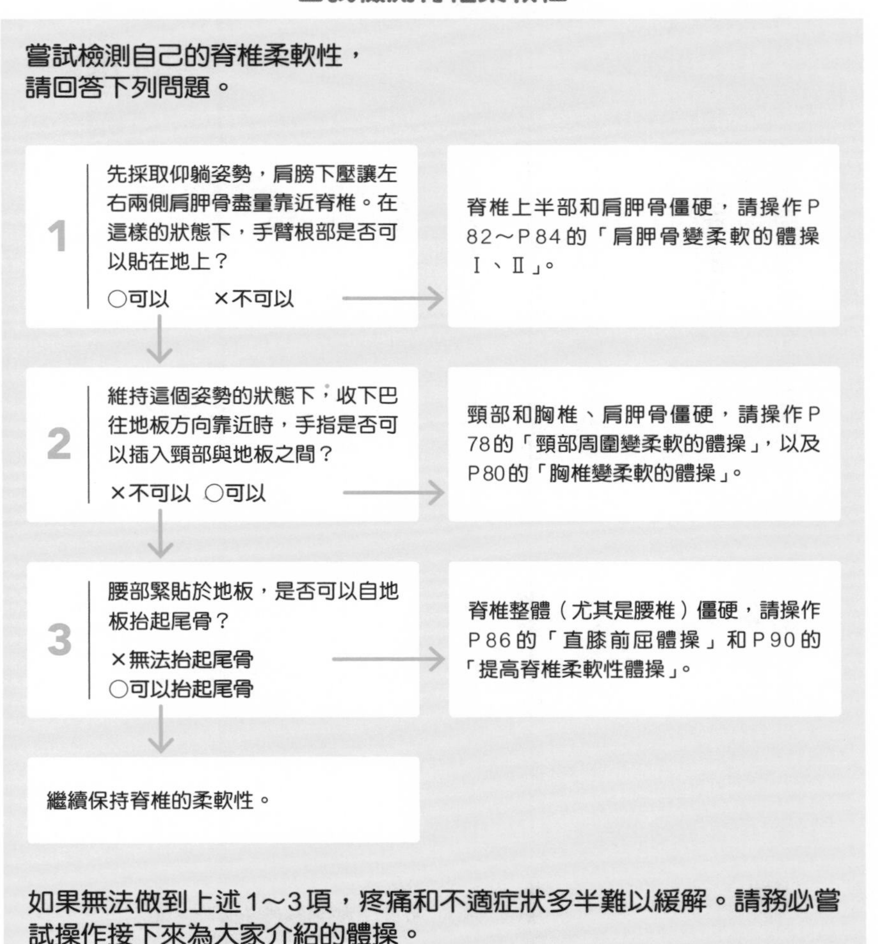
嘗試檢測自己的脊椎柔軟性，
請回答下列問題。
1
先採取仰躺姿勢，肩膀下壓讓左右兩側肩胛骨盡量靠近脊椎。在這樣的狀態下，手臂根部是否可以貼在地上？
○可以 ×不可以
脊椎上半部和肩胛骨僵硬，請操作P82～P84的「肩胛骨變柔軟的體操Ⅰ、Ⅱ」。
2
維持這個姿勢的狀態下，收下巴往地板方向靠近時，手指是否可以插入頸部與地板之間？
×不可以 ○可以
頸部和胸椎、肩胛骨僵硬，請操作P78的「頸部周圍變柔軟的體操」，以及P80的「胸椎變柔軟的體操」。
3
腰部緊貼於地板，是否可以自地板抬起尾骨？
×無法抬起尾骨
○可以抬起尾骨
脊椎整體（尤其是腰椎）僵硬，請操作P86的「直膝前屈體操」和P90的「提高脊椎柔軟性體操」。
繼續保持脊椎的柔軟性。
如果無法做到上述1～3項，疼痛和不適症狀多半難以緩解。請務必嘗試操作接下來為大家介紹的體操。

矯正頸部傾斜！

接下來，為大家介紹實際操作的體操動作。首先，暫停播放影片並仔細觀察，以身體正中線為基準，確認臉部是否偏向正中線的左側或右側。臉部和身體正中線不一致的人，通常不是平衡不好、就是頸部周圍僵硬。

唯有頸部周圍變柔軟，臉部和身體的正中線才會一致對齊。臉部和身體正中線偏移的人，請看著鏡子操作以下的體操動作。

頸部周圍變柔軟的體操

①看著鏡子，將雙手手指頂在兩側鎖骨凹窩處。

②臉部朝向正面，讓左右眼高度保持一致，在這個姿勢下左右擺動頭部，注意盡量不要移

動肩膀。能夠輕鬆左右擺動頭部後，開始進一步將頸部向後拉。

③向左右側擺動時，難免出現頸部不順的現象。不順代表的就是頸部僵硬部位，只要隨擺動鬆開這個部位，頸部的活動範圍自然逐漸擴大。

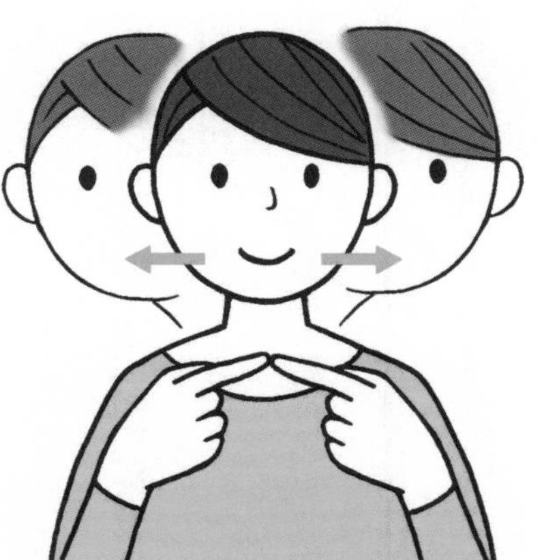

看著鏡子保持左右眼的高度一致，頸部不順、無法活動的部位即為僵硬緊繃部位，只要輕輕鬆開就可以了。

矯正駝背，走起路來更輕盈！

如先前所說明，有不少人沉重的頭部和頸部突出於身體前方。頭部和頸部的位置以胸椎為基準，所以「頭部和頸部向前突出」，意味頭部和頸部突出於胸椎前方。

正確姿勢是指挺胸時，頭部和頸部確實落在胸椎後方，而且沒有腰部反折現象。然而實際上要做到這一點並不容易，多數人試圖挺胸並將頸部向後拉時，通常都會伴隨出現腰部反折姿勢。有這種情況的人，請操作以下介紹的提高胸椎柔軟性的體操動作。

胸椎變柔軟的體操

①收下巴並挺胸，縮小腹以避免腰部反折。

②自然站直，雙手貼於骨盆上。接著挺胸將肩胛骨向後拉。

③為了避免骨盆前傾，貼於骨盆上的雙手將骨盆向後拉，讓骨盆底部（尾骨部位）朝向前方。

④維持這個姿勢，然後將身體向前傾斜至腳跟稍微懸空的狀態並停留5秒。重複這些動作2～3次。

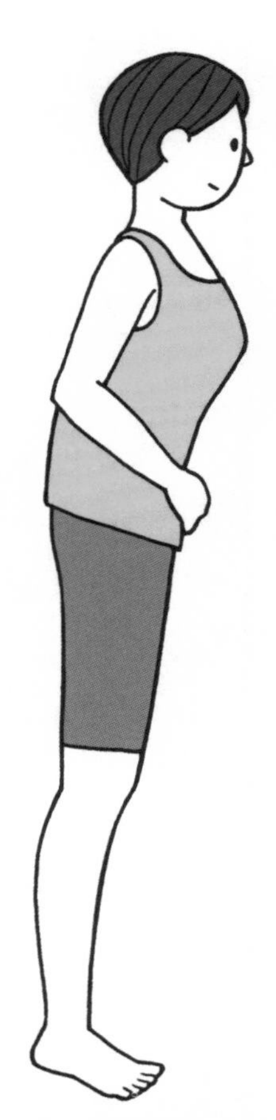

保持頭部至腳呈筆直狀態，身體向前傾斜至腳跟稍微懸空，停留5秒。

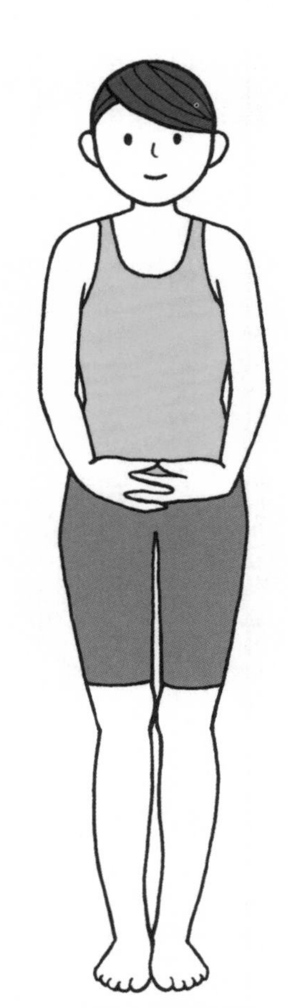

雙手貼於骨盆上並將骨盆向後拉，讓骨盆底部朝向前方。

矯正圓肩！

矯正脊椎歪斜時，肩胛骨的柔軟性也占有一席重要之地。

接下來為大家介紹，利用牆壁等支撐物進行的體操，以及仰躺在地上操作的體操動作。這兩種體操都非常簡單，請大家務必嘗試看看。

最理想的方式為，在肩膀向下放鬆的狀態，將兩側肩胛骨往脊椎方向靠近，盡量讓肩胛骨下端貼在一起。

肩胛骨變柔軟的體操Ⅰ

①如下頁圖片所示，手肘彎曲並將手貼於牆角上。

②上半身向前推，做出擴胸動作。

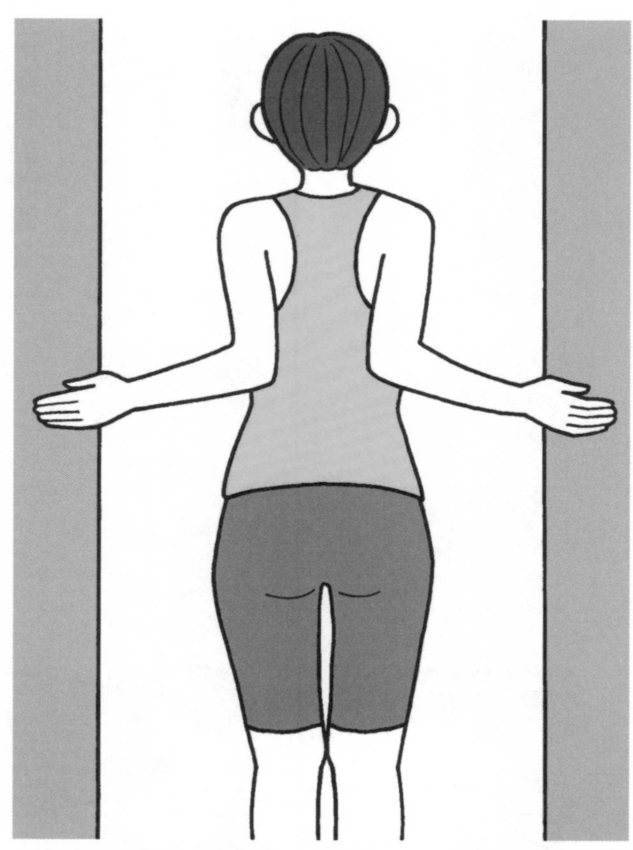

這項體操也非常適合患有肩周炎、五十肩的患者。利用房間門口處，透過單側手臂或雙側手臂同時進行這個動作。

③左右手分別操作這個動作數次。

④試著將手貼在牆角的不同位置上，找出活動不順暢的部位。

肩胛骨變柔軟的體操Ⅱ

①側躺在地上，手臂往背部方向傾倒約45度，在30～45度範圍內來回擺動。

②左右側各自反覆進行數次，目的是讓肩胛骨能夠更靠近脊椎。

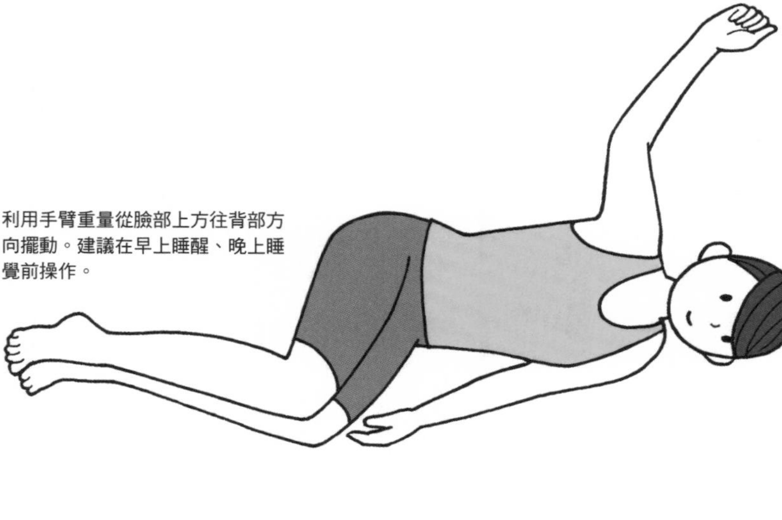

利用手臂重量從臉部上方往背部方向擺動。建議在早上睡醒、晚上睡覺前操作。

矯正腰椎前凸！

許多人挺胸且頸部向後拉時，會自然而然出現腰椎前凸姿勢，且絕大多數人都誤以為這樣是「端正的姿勢」。然而實際上，頭部的沉重力量正導致脊椎變得更加彎曲。

腰椎前凸是腰酸背痛的肇因。也就是說，若要預防腰痛，首要之務是矯正腰椎前凸姿勢。

常聽人說，前屈並伸直腰部便能有效治療腰痛，然而前屈雖然具有伸展大腿內側肌肉的功效，卻無法有效作用於腰椎。

接下來為大家介紹，可以直接作用於腰椎的體操。除了能有效改善腰痛，對緩解膝蓋疼痛也有不錯的功效。請大家務必嘗試操作看看。

伸直膝蓋前屈體操

①屈膝坐在地上，雙膝併攏，雙手抱於膝蓋下方。盡量讓胸口貼於膝蓋上。

②以這個姿勢為起始點，慢慢伸直膝蓋。用大腿前側的肌肉力量盡可能伸展膝蓋，然後維持這個狀態至少5秒鐘。重覆操作2～3次。

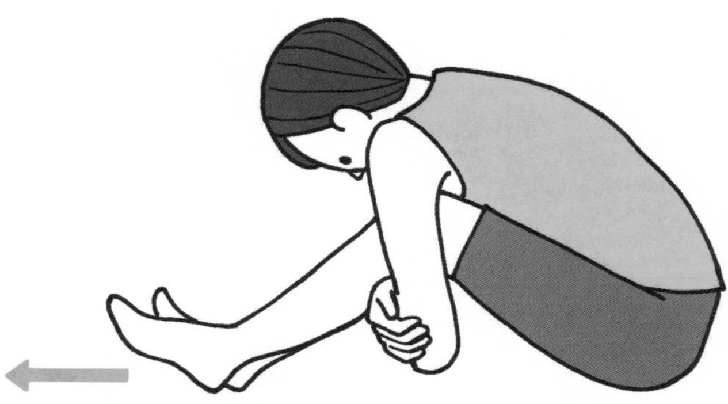

從環抱雙膝的姿勢慢慢將雙腳向前方伸展。這項體操有助於改善腰痛和膝蓋痛等症狀。

改善上半身與下半身的平衡！

這項體操能夠幫助提高並調整膝關節與頭部之間的平衡。強化上半身與下半身的穩定感，調整身體中心軸。

調整身體平衡的轉動膝蓋體操

①雙腳併攏站立，稍微彎曲膝蓋讓雙膝緊閉，雙手置於膝蓋上，慢慢大角度轉動雙膝。

②同樣方式往反方向轉動。左右側各進行5次，基本上5次為1組。

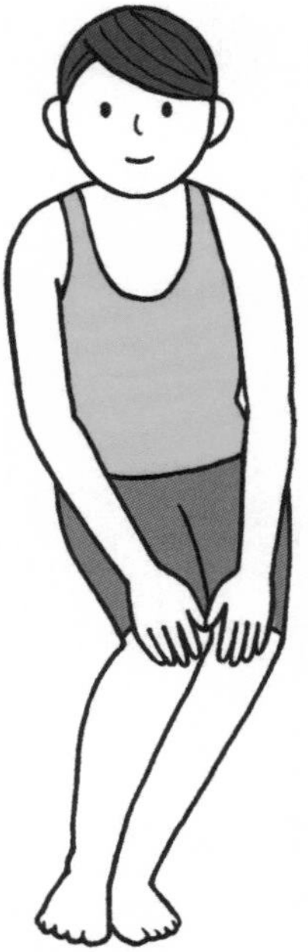

視線朝下容易失去身體的穩定性，所以訣竅是視線朝向前方並看向遠處。

自我鍛鍊旋轉短肌

勤加鍛鍊旋轉短肌有助於自我矯正脊椎軸心，從而培養端正姿勢。這項體操的重要關鍵在於確實採取仰躺姿勢。仰躺姿勢讓全身處於放鬆狀態，有利於眼睛位置與身體位置能正確對齊在一起。

首先，仰躺在地，鎖定正上方天花板上的一個定點，然後直視這個定點，並向左右擺動雙膝。這個簡單動作能夠逐漸矯正身體的歪斜。

鍛鍊旋轉短肌體操

①全身放鬆仰躺在地，立起雙膝。

②雙眼凝視天花板上的定點，擴胸讓兩側肩胛骨互相靠近，但注意肩膀不要向上抬起。讓

後頸部貼於地上，腰椎不前凸、貼於地板並抬起尾骨。

③慢慢放鬆全身力量。

④將左側肩胛骨壓向地板的同時，雙膝向右側傾倒。

⑤將右側肩胛骨壓向地板的同時，雙膝向左側傾倒。

⑥交替操作④和⑤的動作20次。膝蓋碰不到地面的人，只需要保持姿勢穩定且輕輕向左右側擺動雙腳即可。

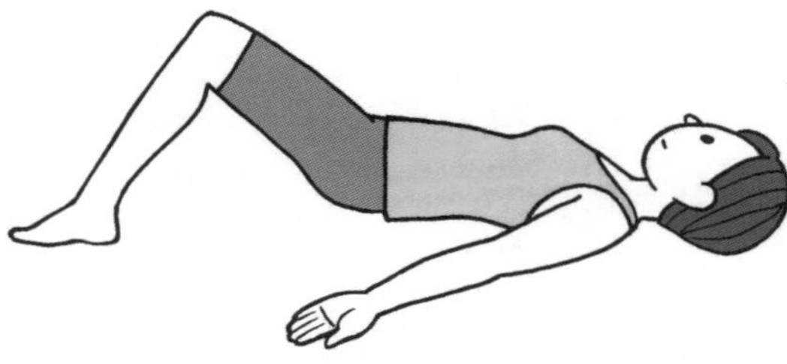

眼睛凝視天花板定點，這個步驟非常重要。透過視覺矯正臉部和身體正中線的歪斜。

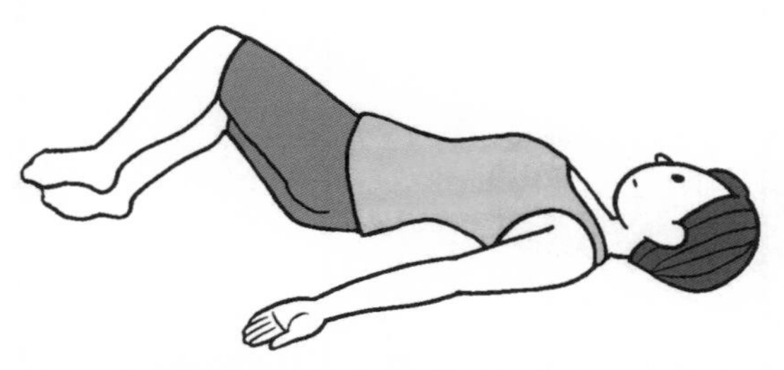

仰躺時盡量讓肩膀緊緊貼於地面。特別是圓肩的人，試圖將後頸貼於地面時，容易出現肩膀向上抬起的現象，這一點務必多加留意。

提高脊椎柔軟性的體操

①操作「自我鍛鍊旋轉短肌」（P88）的①和②。

②利用雙腳的力量輕輕抬起骨盆，做出橋式姿勢，感覺頸部更容易貼在地面上。

③從腰部慢慢放下抬起的骨盆。這時候盡量維持尾骨抬起的狀態，僅腰部慢慢貼於地面。

④在尾骨抬起且肩胛骨內收狀態下，將頸部向後拉，用力維持5秒鐘以提高脊椎的柔軟性。

⑤能做到①～④後，維持用力狀態，反覆操作「自我鍛鍊旋轉短肌」（P88）的④和⑤動作3～20次。

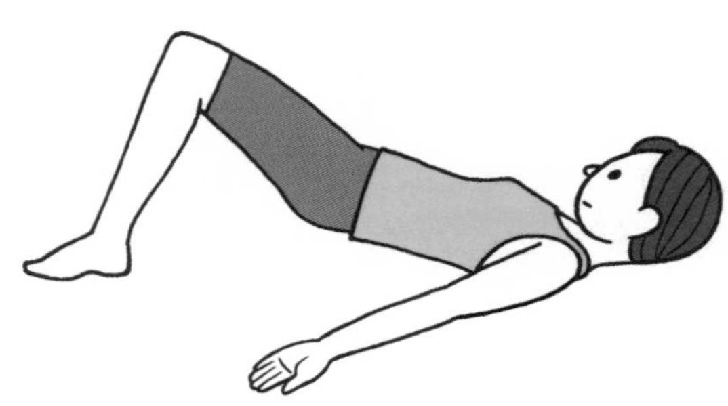

將頸部向後拉使其貼於地面，這個姿勢容易造成腰椎前凸，所以抬起尾骨以避免腰椎前凸。

特別對談

姿勢變端正，身體不再容易疲勞

精神科醫生　樺澤紫苑醫師×中村弘志

中村　大約10年前，我參加樺澤醫師主辦的「網路心理書院」講座，也在這因緣際會下，樺澤醫師於數個月前開始前來我的整復所接受治療。

樺澤　「網路心理書院」創始於二〇〇九年，這是一個為訊息發送者所成立的學習社群。非常感謝中村老師長期參與。

之所以前來整復所就診，是聽聞中村老師根據「從眼睛視覺矯正脊椎」的獨特理論，為患者進行姿勢矯正的治療。起初我完全不了解這個理論，但

精神科醫師、作家
樺澤紫苑醫師

一九六五年出生於北海道。一九九一年自札幌醫科大學醫學部畢業，隨後加入同所大學的神經精神醫學課程。二〇〇四年起前往美國芝加哥的伊利諾大學精神學科留學3年。回國後於東京成立樺澤心理學研究所。以「透過發送訊息以預防精神疾患」為願景，藉由YouTube、電子報等方式向80萬追蹤者發送訊息。撰有《言語化の魔力 言葉にすれば「悩み」は消える》等多部作品。

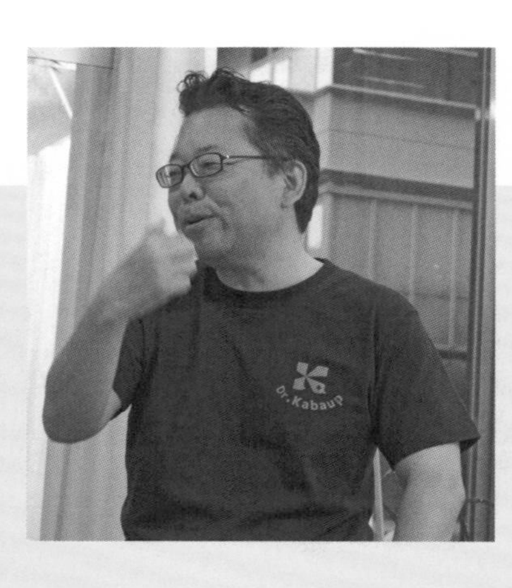

上對健康有益的事，我都想要嘗試一下。

中村 感謝您對這套理論有興趣。

樺澤 我平時每天花10小時以上對著電腦寫稿，所以肩膀一帶尤其僵硬（笑）。也曾經前往幾家整復所接受治療，但每一家都只是告訴我「從沒看過肩胛骨如此僵硬的人」，卻沒有改善我的問題。其實，我從很久以前就一直想要解決這個問題。

中村 每次看到您在研討會上講課，這麼說或許有些不禮貌，但我一直很注意您的姿勢。您的骨架壯碩，胸廓大，平時似乎也針對肌肉進行加壓訓練，但您有駝背問題，頸部向前突出且有圓肩現象。

樺澤 經過中村老師的治療，再加上使用「喀鏘復位器®」矯正脊椎，情況有了大幅改善，姿勢也明顯變得端正許多。越來越多研討會的與會者也這麼跟我說。

中村 當沉重的頭部正確位在塊塊堆疊起的24塊脊椎骨上，不僅能改善駝背問題，當肩膀順利向後延展，還能達到擴胸效果。一旦呼吸力有所提升，血液循環也會跟著變好。

長高0.5㎝，還被稱讚「變瘦了」！

樺澤 自從姿勢變端正後，我不再容易感到疲勞，而且感覺更能長時間保持專注。站著演講或講課2小時也沒有問題，整個過程中完全不需要坐下來休息。前陣子，我甚至進行了一場長達3個半小時的YouTube直播，同樣不會感到疲累。過去只要持續講課3小時以上，都會累到站不起來，所以這樣的改變著實讓我感到相當驚訝。實際上，我再次觀看自己的講課影片時，發現即使到了下半場，我的姿勢也絲毫沒有紊亂。真心感到開心。

中村 我也感覺到樺澤醫師的姿勢變端正。最近還得知您健康檢查報告中身高增加了，真心替您感到高興。

樺澤 我也嚇了一跳，竟然還長高0.5㎝（笑）。醫生問我說「為什麼還會長高呢？」我回答他「我正在矯正姿勢。」他也頓時能夠理解。有趣

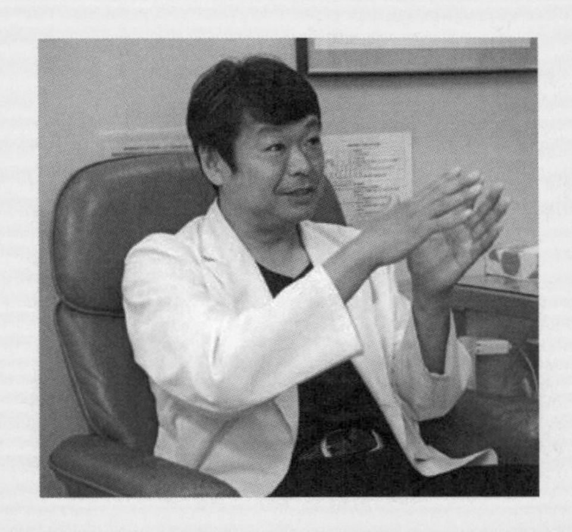

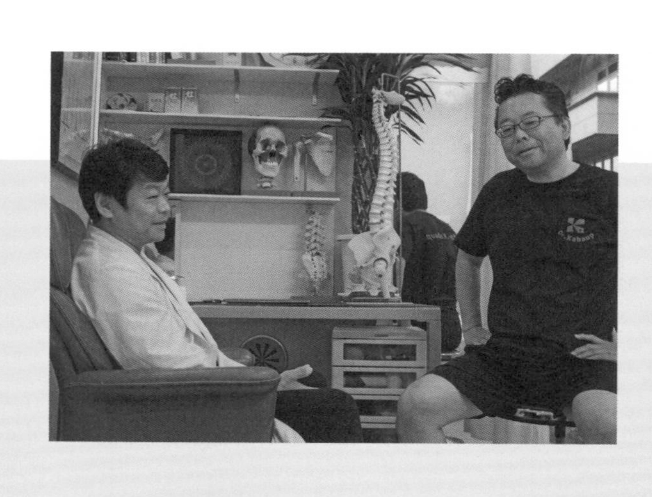

的是，我明明只少了1kg左右，卻有不少人跟我說「你變瘦了。」或許是因為頸圍變細，讓整個人的身形看起來更加緊實俐落了。

透過將無意識加以意識化來矯正姿勢的劃時代突破

樺澤 我以前學過武術，還記得那時候老師經常對我說「肩胛骨要打開」，但我的肩胛骨很僵硬，所以完全無法理解老師的意思。接受中村老師的矯正治療後，我的肩胛骨變得很靈活，也才終於明白老師的意思。

中村 樺澤醫師現在的肩胛骨非常靈活，無法前彎或向後反折也沒關係，但已經確實提高正確姿勢所需要的柔軟性。因此不僅姿勢逐漸變端正，也不再容易感到疲勞。

樺澤 確實深刻感受到脊椎柔軟性的重要性。

中村 您現在能夠理解透過視覺矯正脊椎並端正姿勢的意義了嗎？

樺澤　特別去注意在無意識中進行視覺偏差的校正，並以此為基礎進一步矯正姿勢，光憑口頭上的說明，其實真的難以理解。然而實際接受矯正治療，透過親身體驗才真正掌握到這句話的含意，也才終於了解如何從矯正視覺偏差和身體歪斜來進一步調整脊椎。

中村　果然還是樺澤醫師擅長使用言語表達。非常感謝您的深入理解。我們拍攝了您初次看診時的站立姿勢和走路姿勢影片，有明顯的左肩下垂和左眼下垂現象。

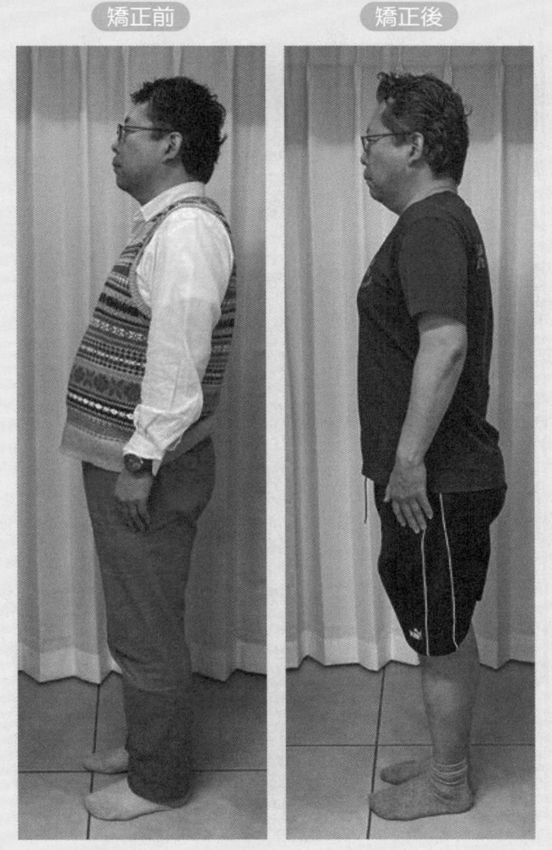

樺澤醫師初次看診（左）和3個月後的照片（右）。以前有駝背和腰椎前凸現象，但近來頭部正確位在脊椎上方，身形明顯變得緊實俐落。

樺澤 一點都沒錯。雖然明顯下垂，但自己感覺是平行的，也因為看起來呈平行，所以絲毫沒有察覺。

臉部位置即便只偏差數毫米，視覺效果也會完全不一樣。得知每一瞬間的視覺平衡是如此傾斜時，真的感到既新鮮又驚訝。

中村 您也注意到這一點了！就樺澤醫師您的情況來說，以前的頭部位置突出於脊椎前方，現在頭部正確位在脊椎上方，視線也大幅修正並獲得改善。

樺澤 透過影片觀察自己的姿勢，確實有助於激勵自己改善姿勢，而且現在的日常生活真的變得無比舒適。許多人直到出現疼痛或障礙才想要就醫、接受整復治療，但我認為務必得趁情況尚未惡化之前，趕快矯正眼睛位置和脊椎位置才是上上之策。畢竟透過矯正治療能讓你的生活變得無比舒適。

中村 很開心聽到樺澤醫師這麼說。今天非常感謝您接受訪談。

（二〇二三年五月八日，於中村整復所）

第4章

經驗談

矯正不良姿勢後，生活變得如此輕鬆愉快！

個案❶

髖臼發育不良而無法行走的我，登台參與演出！

川野理惠女士（居住在東京都 家庭主婦 54歲）

從小到大，直至數年前，我一直堪稱健康的代名詞，幾乎不生病也沒有受過傷。以前曾經擔任諮商心理師，但隨著丈夫的工作派往海外，我決定辭職並一同前往。二〇一八年四月到二〇一九年六月底一直待在紐約生活，回國後我加入當地劇團，開始從事戲劇表演工作。

丈夫個性外向活躍，我們常在假日一起去爬山、踏青，享受戶外活動。

但二〇二一年十一月時，我突然感到髖關節疼痛，因疼痛越來越劇烈，我便前往住家附近的整復院接受治療，然而情況並沒有好轉，反而更加惡化。疼痛難耐的情況下，我只能轉往骨科求診，醫師診斷為髖臼發育不良。

這似乎是我天生骨骼畸形所引起的問題。這種疾病基本上不會出現症狀，但隨著年齡增長，骨骼承受過大負荷，會導致產生疼痛等症狀。

接下來的1年受困於疼痛，我幾乎過著足不出戶的生活，髖關節疼痛造成步態不穩，容易搖搖晃晃，偶爾外出時還需要使用枴杖輔助。

二〇二二年十月，由於疼痛症狀緩解許多，在朋友邀約下，我決定參加預定於逗子市上演的音樂劇試鏡活動。我已經厭倦整天躺在床上的生活。

隔月，丈夫過往常去的整復院搬遷至日暮里，我們一同前往祝賀。我們所前往的正是中村老師的整復所。

除了丈夫看診外，我也請中村老師為我矯正脊椎歪斜問題。這次的治療不僅改善疼痛症狀，就連原本單側一瘸一拐的腳也變得健步如飛！僅僅一次的治療便有如此驚人的改善，驚歎之餘我決定繼續接受治療。而雖然參加了試鏡，卻也擔心真正站上舞台時，身體可能撐不住，所以我抱持一線希望，希望能在這裡獲得全盤改善。

在幾次診療中，我接受中村老師透過調整視覺以矯正脊椎歪斜的治療，身體情況漸漸好轉。

理惠女士接受矯正治療前（左）與矯正治療後（右）。治療前可見姿勢傾斜，臉部也有歪斜現象。治療後都獲得改善。

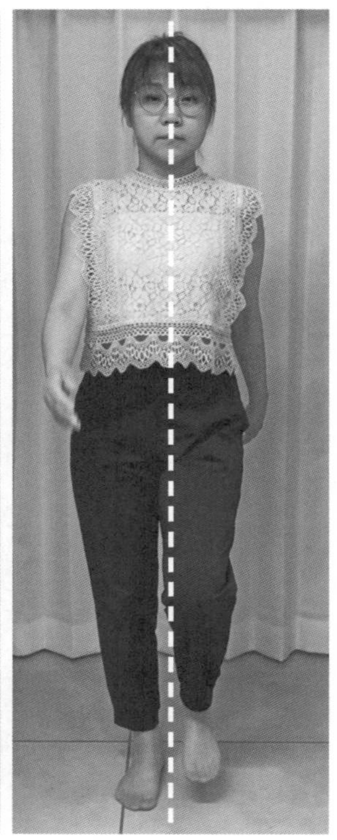

很慶幸的是我也終於通過試鏡，成功站上二〇二三年二月的音樂劇舞台上。既然是音樂劇，免不了需要又唱又跳，我也全都順利完成了。

矯正脊椎歪斜，加速新陳代謝

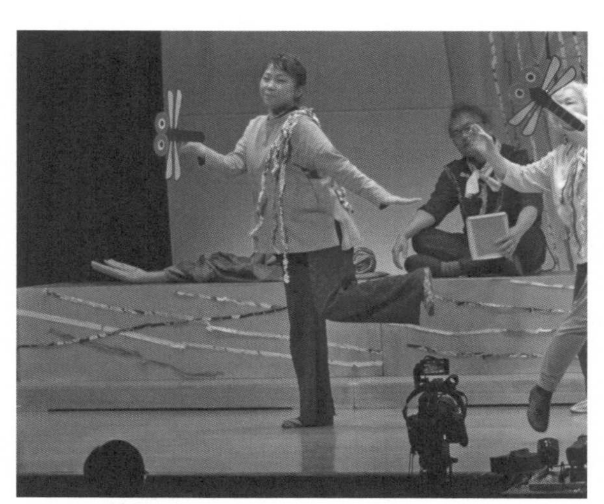

熱愛舞台演出的理惠女士。

老師矯正了我的脊椎歪斜問題，連帶臉部歪斜現象也有所改善，表情因此變得更加生動起來。除此之外，新陳代謝速度加快，只要稍微用力說話或活動身體，全身就會暖呼呼且開始冒汗。過去經常需要服用促進血液循環的中藥，現在已經不需要了。

說來有點難為情，現在心裡也開始萌生「想要變漂亮」的念頭。當初發病時，我心情鬱悶，頭髮亂糟糟，完全沒有心思管理外表，但現在的我開始享受打扮的樂趣，深刻感受到矯正歪斜真的有助於身心健康。

最令人感到開心的是能夠再次結伴同行——丈夫秀樹先生

我比妻子早一步在中村老師那裡接受治療，主要是因為手臂舉不起來。經過2、3次透過視覺矯正脊椎的治療後，現在已經完全改善了。心理作用下還覺得自己好像又長高了（笑）。

除此之外，還變得不容易感到疲勞，睡眠品質也有明顯的改善。以前我是一個不容易入睡的人，換了枕頭更是輾轉難眠。原以為是年紀大了，只能無奈接受，但治療過後，現在即便外出住飯店，我也能安然入睡。

比起自己的身體狀況有所改善，更令我感到開心的是妻子也恢復健康的身體。當初她的情況很糟，原以為我們這一輩子都無法再一起爬山或出外踏青。曾經一度悲觀認為再也無法共同享受快樂時光，但現在我們２人都重新找回健康，很開心我們能夠再次結伴出遊，想要計畫挑戰一些從未嘗試過的新鮮事。

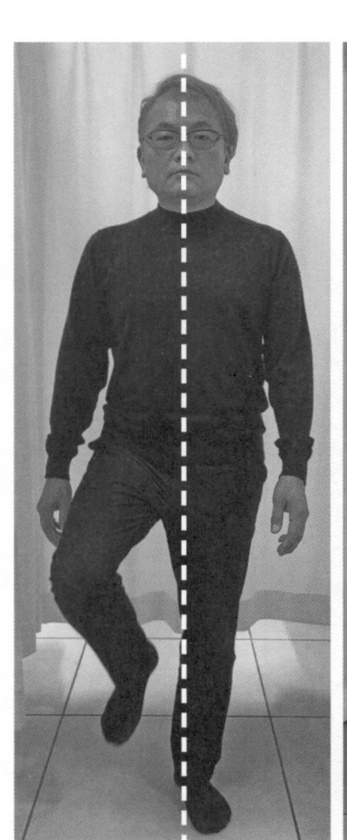
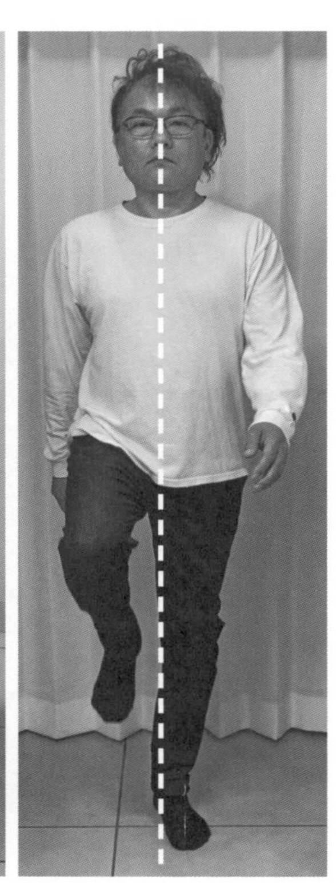

秀樹先生的踏步影像。矯正治療前（左）膝蓋過度外張，矯正治療後（右）獲得改善。

個案❷

30多年的痼疾腰痛、髖關節痛全都消失，小學生兒子不再需要戴眼鏡！

N・Y女士（居住在福岡縣 財務管理 42歲）

還記得初次造訪中村老師的整復所時，初診單上「身體狀況」欄位中列出許多疾病和症狀，我幾乎所有項目都勾選了符合。

我在丈夫的公司負責財務管理工作，由於要兼顧2個孩子（就讀小學的長男和就讀幼稚園的次男），所以幾乎都待在家裡處理公司的文書工作。活動範圍侷限在住家和幼稚園之間，而且移動方式是開車，幾乎不需要過度活動身體。

我原本就有腰痛和髖關節痛的問題，每當開始感覺疼痛，我就會前往住家附近的整復所按摩，或者告訴自己「泡個澡睡一覺就會沒事、是自己太多心了」。

僅僅一次的矯正治療就改善了腰部和左側髖關節疼痛

丈夫和中村老師是舊識，他建議我去找中村老師接受治療，後來我下定決心前往造訪。我帶著最近視力變差且兩眼視差大的小學生長男一同前往。

雖然說是矯正治療，但中村老師完全沒有像按摩般的按壓或揉捏身體。他使用一款基於他自己的理論所研發的透過視覺矯正脊椎的健康器具，短短10分鐘就矯正了我歪斜的脊椎，折磨我30多年的腰痛和髖關節痛竟然也全都消失了！

疼痛原因出在我的頭部和頸部位置大幅位移。老師研發的矯正術並非借他人之力暫時矯正復位，而是讓我們靠自己的力量加以校正，兩者之間的矯正力道完全不同。

在中村老師那裡接受治療後沒多久，我們就從東京搬到福岡，沒有辦法繼續前往整復所接受治療，於是我向整復所租借中村老師研發的健康器具「喀鏘復位器®」，每天使用5分鐘，隨時調整身體歪斜現象。

也多虧如此，我現在已經沒有生理痛的問題，ＰＭＳ（經前症候群）也緩解許多，不再容易感到焦躁不安。另一方面，睡眠問題也有明顯改善，過去每隔２～３小時醒來一次，現在能夠持續沉睡５～６小時。目前也已經停止服用改善血液循環的中藥。

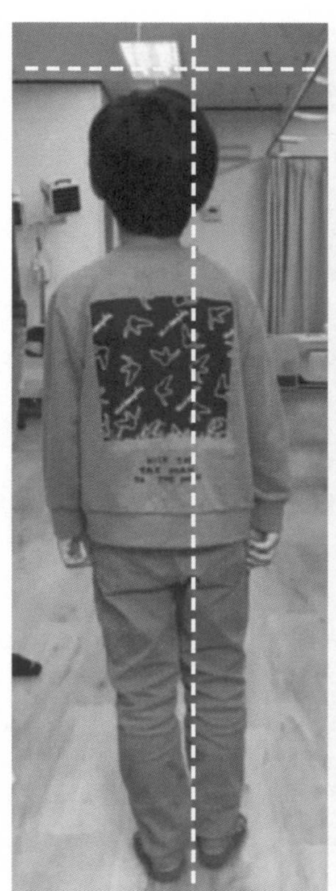
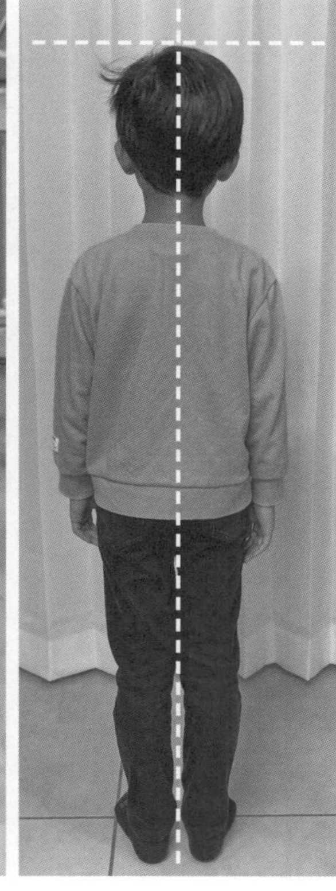

長男的背影。
矯正治療前（左），身體呈現歪斜現象，但矯正治療後（右），姿勢變端正。

長男的視力戲劇性改善！短跑從最後一名變成第一名！

說了這麼多自己的情況，但其實長男的改變更令人嘖嘖稱奇，成效遠遠超過於我。

小學入學健康檢查時，兒子的視力為A級，但某天他突然跟我說「我看不見黑板的字」，秋季健康檢查時，發現已經衰退到C級。醫師診斷他必須配戴眼鏡，於是我們馬上幫他配了一副眼鏡。

初次拜訪中村老師時，是長子升小學2年級的那年六月。自從開始接受老師的矯正治療，並且在家自行使用老師研發的「喀鏘復位器®」器具矯正脊椎歪斜，2個月

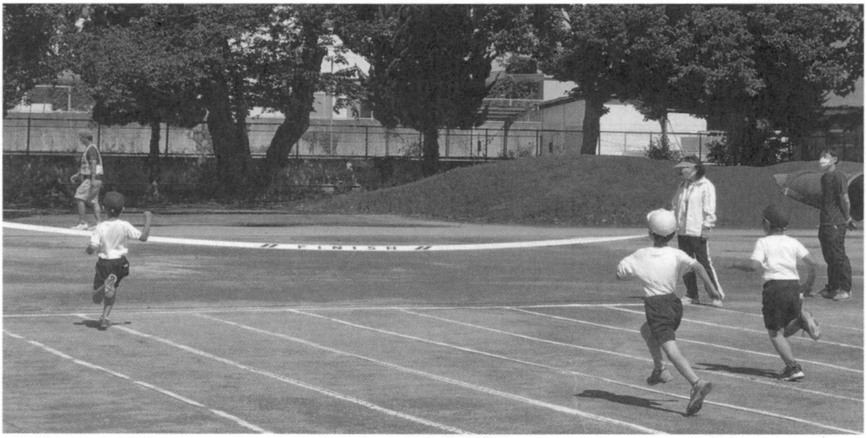

姿勢變端正，運動能力跟著提升！短跑時第一個衝過終點線！

後，他不再需要配戴眼鏡！

自從視力衰退以來，我們拜託老師將他的座位移到距離黑板近一點的地方，然而治療過後，即便坐在教室後面也完全沒有看不見的問題。

令人驚訝的不只視力恢復，長子的姿勢也變得非常端正。當時長子視力不佳，總是低著頭走路，體育課短跑項目中也總是落在最後一名，但自從視力恢復、姿勢端正後，他竟然跑出第一名的成績，也輕鬆學會跳箱。

現在身體變結實，踢球的腳力幾乎不輸大人。他自己也說「活動身體變得有趣許多。」每天開心地跑來跑去。

對了，說個題外話，以前小孩跑來跑去時，我老是追不上他們，但現在我已經能夠輕輕鬆鬆和他們一起跑。

真心感受到單純矯正脊椎歪斜，身體的使用方式和活動方式竟然能有如此大的轉變。

個案❸

沒有助行器也能自己向前走！

N・M先生（居住在東京70歲左右）

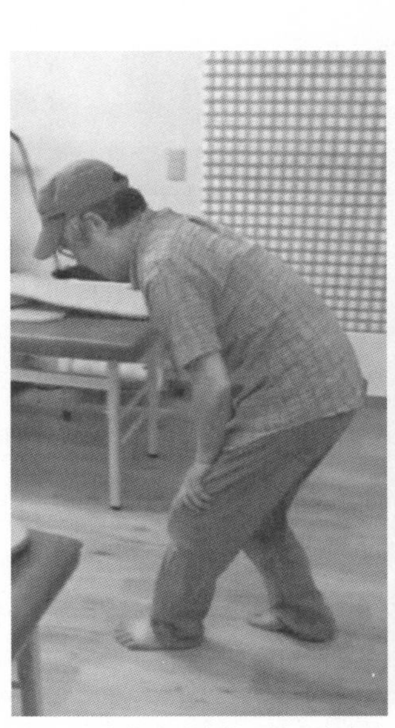
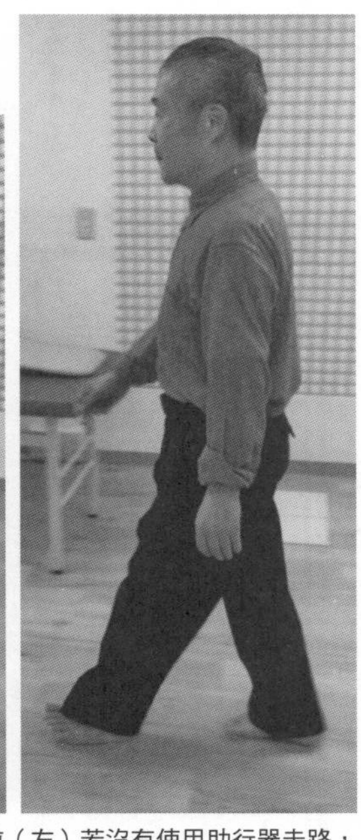

N・M先生的走路姿勢。矯正治療前（左）若沒有使用助行器走路，腰部呈彎曲姿勢，但矯正治療後（右）不需助行器也能自行前進。

N・M先生患有椎管狹窄症，中段脊椎磨損且壓迫神經，這樣的情況甚至有3處。因此N・M先生無法完全挺直背脊，而且光靠枴杖是不夠的，必須仰賴助行器才能走路。

自從在中村老師的整復所接受使用「喀鏘復位器®」器具進行透過視覺矯正脊椎歪斜的治療後，情況逐漸改善。

起初在背部彎曲的狀態下，由於肩

胛骨僵硬，所以無法伸直脊椎，但現在身體有足夠的柔軟性，已經能夠仰躺在平坦的榻榻米上。接受治療的6個月後，如照片所示，已經能夠獨自筆直地向前走。當然了，完全不需要仰賴助行器。

我真的感到非常驚訝，也由衷感謝中村老師。

個案❹

雖然矯正過牙齒，咬合卻依舊不正……

H・M小姐（居住在東京 一般上班族 27歲）

我是一般上班族，主要負責文書工作。從18歲到23歲，我花了5年的時間，耗費共計100萬日圓矯正牙齒。但由於臉部歪斜，一眼就看得出兩側眼睛高度不一致，導致牙齒咬合不正的問題持續惡化。

當初決定前往中村整復院看診，是因為顳顎關節症候群引發疼痛症狀。

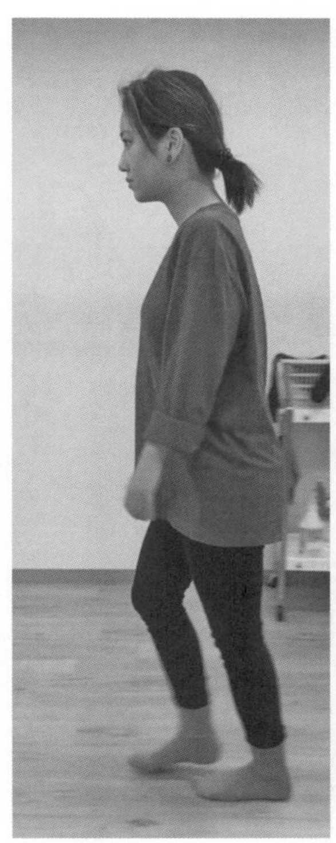
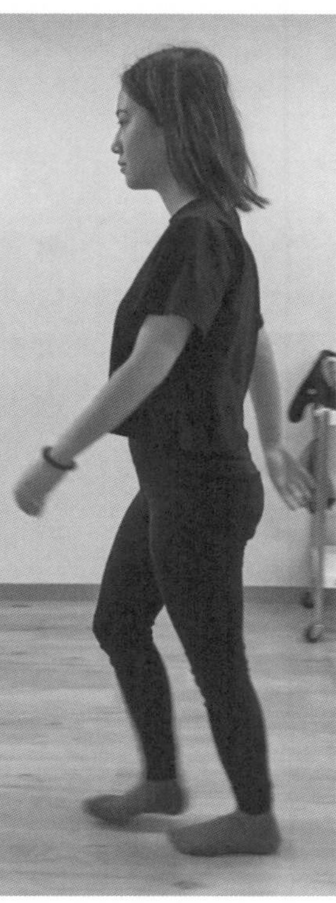
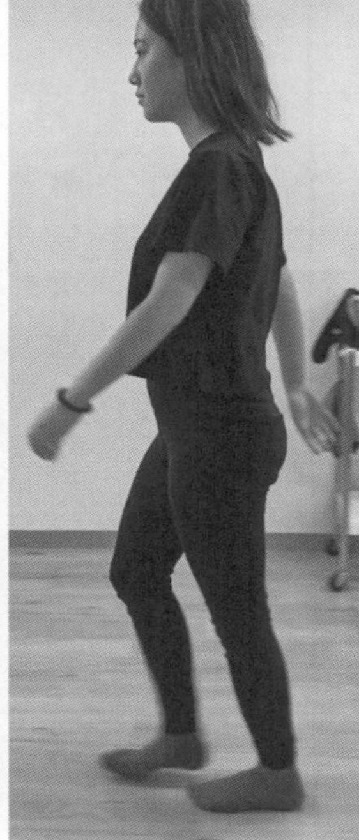

H・M小姐的走路姿勢。矯正治療前（左）的姿勢有點向前傾斜，但矯正治療後（右）以端正姿勢向前走。

我本身也有一些舊疾，像是咳嗽變異型氣喘、卵巢囊腫，以及脊椎側彎。平時氣喘發作時，我會服用氣喘藥，針對卵巢囊腫服用避孕藥。

至於脊椎側彎問題，雖然曾經前往骨科、其他整復所等接受治療，但得到的回應都是「這是治不好的」。

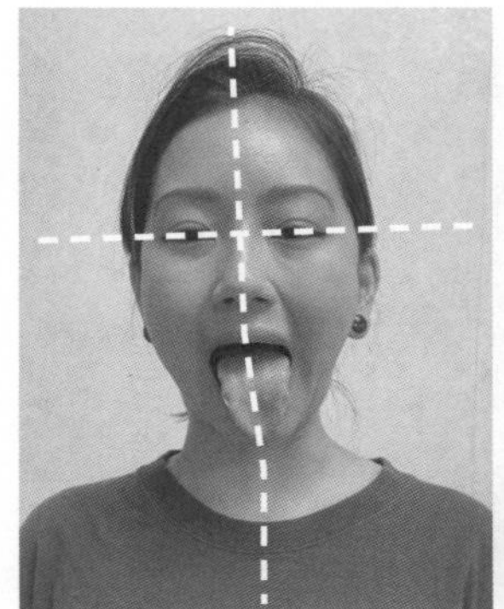
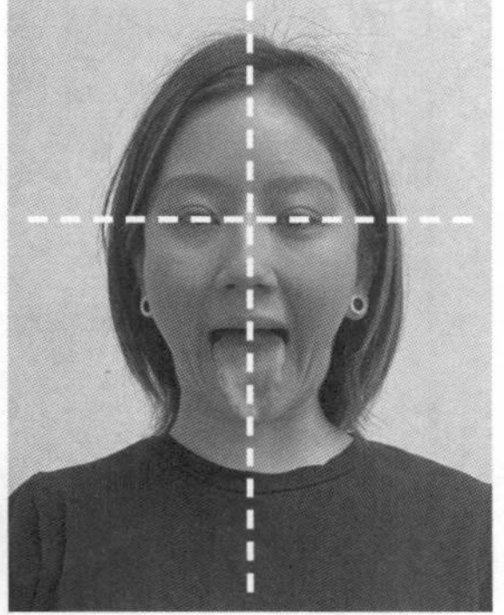

矯正治療前（左）伸出舌頭時，舌頭稍微向左偏移，但矯正治療後（右）舌頭筆直位於正中間。

後來我在中村老師的整復所進行3個星期左右的視覺調整和旋轉短肌矯正，顳顎關節症候群獲得改善，下顎不再疼痛。曾經感覺上下排牙齒沒有對齊，但現在那種異樣感也已經消失。除此之外，脊椎側彎現象有所改善，不再感到肩頸僵硬，頸部轉動也順暢許多。外觀上或許因為臉部線條變得更明顯，不少人問我「是不是瘦了？」

透過視覺矯正脊椎歪斜，原來也能改善臉部歪斜問題，同時牙齒排列跟著變整齊，不再需要重新進行牙齒矯正。

不僅推薦給做過牙齒矯正卻還是有咬合不正問題的人，也真心建議深受肩頸僵硬和腰痛所苦惱的人，來接受脊椎歪斜的矯正治療。

個案❺

身為瑜珈老師，身體和臉部卻錯位且脊椎僵硬

T・K女士（居住在埼玉縣 瑜珈老師 65歲）

我是一名瑜珈老師，或許因為長時間維持一些瑜珈的特殊姿勢，長年來一直深受頸部和肩膀疼痛所苦惱。

曾經因為慢性腎臟病、髖關節炎住院，同時正在服用降血壓、降尿酸、降膽固醇藥物，為了照顧腎也有服用中藥。

我嘗試自然療法、氣功、遠紅外線治療法、推拿、針灸等各種治療方式來緩和頸部和肩膀疼痛，但始終無法徹底解決。這時經朋友的介紹，我來到中村老師的整復所，老師檢查過後，確認我有臉部位置相對於身體向右側偏移的問題。偏移造成頸部肌肉僵硬，使其無法恢復至正確位置。

貫穿身體中心的線稱為「正中線」，而我的情況就是長期在正中線偏移的狀態下進行瑜珈課程。

原本學習瑜珈是為了讓身體更具柔軟性，但我卻反而使脊椎變僵硬，為了改善這個問題，我開始接受矯正治療並持續半年之久。多虧這些治療，我的狀況有了明顯改善。

個案❻

因照護而腰痛的母親和患有第二型糖尿病的女兒，症狀皆有所改善

H・O女士（居住在東京都 家庭主婦 60歲左右）

起初是我先生前往中村整復所接受治療，由於身體狀況改善良好，我便決定帶患有第二型糖尿病、且姿勢向來不佳的女兒一同前往看診，當時我幫忙照顧婆婆的生活起居，常常需要支撐輔助她起身，導致我的腰痛症狀越來越嚴重，有時甚至痛到無法做家事，自從接受中村老師的治療後，不僅改善歪斜的脊椎，腰痛症狀也明顯緩解許多，逐漸恢復往常的活動能力。

根據老師的診斷，「症狀來自於上半身大幅傾斜，臉部雖然試圖向右傾斜以維持整體平衡，但反而導致整個臉部向左偏移。」經過矯正治療後，下半身傾斜和臉部歪斜現象已經有所改善，而且3個月後的第二型糖尿病數值也恢復正常了！過去因為容易疲勞，常有嚴重的黑眼圈，現在不僅逐漸消退，甚至還有朋友稱讚她臉變小了。

第5章

我為什麼成為「骨骼視覺矯正」的創始人

想成為超人的孩提時代

在第5章這個章節中，為了讓讀者理解我為什麼關注脊椎歪斜，而且研發「喀鏘復位器®」這個健康器具，我想介紹一下這一路走來的心路歷程。

我在一九七〇年十月出生於東京都中野區，3年後妹妹出生，一家4口再加上祖父母，6個人過著幸福的生活。但是，7歲的時候父親過世了，全家人的生活頓時風雲變色。原本居住在父親的老家，然而父親過世後，叔父一家人搬了進來，我和母親、妹妹只好搬到位於荒川區的公寓。這是一間僅4塊半榻榻米大小，沒有浴室且又是公用廁所的老舊公寓，真的非常昏暗又狹窄。

當時的經濟環境非常拮据，為了養活我和妹妹，母親從早到晚辛勤工作。

小學時我的個頭在班上算是數一數二的矮，學習方面也不怎麼出色。礙於身材矮小、又是沒有父親的單親家庭、再加上是轉學生，我經常受到同學的嘲弄、欺負。但我個性不服輸，即便對方仗恃人多勢眾，我也都勇敢面對。

我想要成為像超人一樣，是全世界最強大的男人。然後像愛迪生一樣，成為死後能夠受眾人歌頌的人——我是一個曾經有這種想法的小孩。

以柔克剛

自從我們一家3口搬到荒川區後，我們經常與外祖父見面。外祖父曾在第二次世界大戰中指導軍隊的武術訓練，他的身材魁梧，體格相當壯碩，樣貌形似極真空手道的創始人大山倍達先生。我經常聽外祖父講述關於戰爭的恐怖和在軍隊中教導武術的經歷。

現在回想起來，我應該受到外祖父很大的影響。

「以柔克剛」

這句話來自武術，意思是用柔弱之道戰勝剛強。雖然不是直接從外祖父那裡聽到這句話，但由於我自幼體型瘦小，非常能夠從外祖父的言談中體會這句話的含意。

自幼想要變得跟超人一樣強大的我，開始熱衷於鍛鍊身體，我並非仿照現有的訓練方式，而是自行研究一套鍛鍊方法。這種傾向在進入國中後變得更強烈。

剛上國中時，我嘗試加入田徑隊，但感覺過度著重於肌力鍛鍊，直覺「這可能會影響身高發育」。於是我決定參加游泳隊，僅夏季期間進行游泳訓練，其他季節則持續進行自己安排的跑步、高踢等訓練。為了長高、變強壯，我認為提高身體柔軟性和擴大關節活動範圍是重要關鍵。雖然當初還是懵懵懂懂，但我認為「以柔克剛」這個道理也適用在擴大關節活動範圍。最初的這些訓練全都奏效了，因為一位年過50歲的男性，至今還能做到張開雙腳達200度以上。

國中畢業後進入都立高中就讀，並在位於池袋的極真會館總部練習空手道。

幾經波折後進入珠寶世界

高中畢業後進入珠寶設計專門學校就讀，如同喜歡鍛鍊身體，我自幼也對手工藝充滿興趣。之所以選擇珠寶設計，主要是因為比較不會受到制約，能夠更加自由發揮創意。

我花了2年的時間努力學習各種技術，並收到東證一部上市企業的設計師工作邀約。

當時我突然有種「既然要從事珠寶設計工作，是不是應該先全盤了解整個珠寶業，有過基本銷售經驗比較好」的想法，於是我回絕這家企業的邀約，選擇前往業務範圍涵蓋寶石實地採購、設計、批發、零售等工作的綜合寶石企業「MITUWA（みつわ）」就職。

起初我被分派至MITUWA子公司的寶石專賣店MIWA銀座店。這裡販售的都是高單價珠寶，相對需要提供高優質的待客服務。就這個層面來說，這段學習歷程對現在的我來說非常重要。

1年後我調往MITUWA總公司的銷售促進企畫設計室。其實進公司時，我曾經跟社長提過我收到珠寶設計師的工作邀約，也向社長展示我的作品集，社長似乎對這件事印象深刻。我在銷售促進企畫設計室累積了公司內部企畫、設計、促銷品製作等各式各樣的經驗，也曾經陪同社長一起前往珍珠養殖場取材。這些工作都需要創造力，所以我每天都過得非常精彩且充實。

這時候突然發生一件意想不到的事情。

妹妹脊髓受損，醫生宣告「一輩子都得坐輪椅」

在銷售促進企畫設計室服務4年多的時候，突然傳來妹妹在黑磯滑雪場身受重傷的噩耗——她使用雪地滑板時跌倒了。

聽到消息後，我馬上趕到救治妹妹的黑磯當地醫院。妹妹因脊髓損傷而即刻住院，當時呈現胸部以下完全動彈不得的狀態。

住院數天後，我詢問醫師該怎麼做妹妹才能再次行走，醫師從椅子上站起身，比手劃腳地向我解釋，從手臂到手肘穿戴支架，雙腳髖關節處也要穿戴包覆式支架。

「你妹妹的情況是即使穿上這些支架護具，也沒辦法再次行走，這一輩子都得在輪椅上度過。」

我發出「咦!?」的驚訝聲，完全不敢相信自己的眼睛和耳朵。也同時在那一瞬間，我下定決心「醫生治不好的話，就讓哥哥我來治療」。

這一刻，我的人生徹底改變。

其實從小時候開始，我一直思考著什麼是變強大的獨自鍛鍊法，也一直對關節為什麼損壞等身體構造很感興趣。於是，我前往拜訪一位在MITUWA服務期間認識的整復所老師，請他指導我矯正治療術。

整復所老師經常稱讚我很有天賦，而且自己也真心很喜歡這種矯正治療體驗，所以看到妹妹的情況後，我立刻下定決心「由我來治療妹妹」！

我相信自己的力量，並開始從早到晚陪伴在妹妹身邊，不斷按摩妹妹的身體、抬起妹妹的手腳幫助活動四肢。

就算犧牲自己的人生，也絕對要讓妹妹再次站起來走路。我要讓至今一手撫養我和妹妹長大的母親幸福。這就是我的動力來源。

妹妹逐漸康復且能夠再次行走，這一切並非奇蹟

我日夜不斷地放鬆、摩擦、抬起、活動妹妹的四肢，而妹妹的情況也漸漸有所起色，她開始稍微能動一動手腳，但依舊無法起身，只能一直躺在床上。隨著時間流逝，妹妹的臉色一天比一天好，更令人驚訝的是她的皮膚變得滑順又有光澤。

雖然說我一直活動妹妹的雙腳，但並非使用蠻力任意移動她的雙腳。我一再跟妹妹囑咐「妳要自己下達指令。」簡單來說，我們是持續進行運動神經迴路的連動訓練，在持續進行這個訓練當中，妹妹終於能夠靠自己的力量活動雙腳。

妹妹復健過程中萌生「喀鏘復位器®」的創意

我真的不希望妹妹的餘生在輪椅上度過。我跟著住進醫院的單人病房，日夜協助妹妹活動雙腳。當然了，單憑我的力量無法治好妹妹，全多虧醫師幫妹妹進行完美的接骨手

術，對此我由衷感謝。

妹妹剛住院時，我向公司MITUWA請假，公司當時對我說即便只有半天，也希望我能繼續工作。

然而我想要治好妹妹的意念非常強烈，而且陪伴妹妹復健的過程中，我重新感受到自己喜歡思考各種改善人體的方法並加以實踐，也因此更加堅定要走上這條路。

最終我選擇辭掉工作。

辭職後，我進入東京醫療專門學校柔道整復科就讀，除了學習柔道整復師的技巧，也努力以取得證照為目標。另一方面，只要聽說哪裡有我感興趣的整復法或脊骨神經醫學法，我就會立刻前往拜訪，邊看邊學，經過自己的改良後再應用於妹妹身上。透過這些經驗，我深刻感受到將脊椎逐一恢復至正確位置，以及讓沉重的頭部精準地和軀幹軸心位在同一條直線上都是至關重要的環節。

就這樣過了幾年，妹妹終於能夠自己走路了。並且結婚生子，育有2男2女。

妹妹的結婚典禮是我這一生中最開心的一件大事。或許因為父親早逝，我一直有兄代父職的強烈想法。總而言之，那一天我真的沉浸在濃濃的幸福當中。

希望持續看到更多開心的笑容而研發各種產品

一九九九年我在東京・南千住開設中村整復所（目前搬遷至日暮里車站前），除了妹妹以外，我也開始為需要的人進行治療。截至目前為止，接受過治療的人不勝枚舉。實際上，進行脊椎歪斜和臉部歪斜的矯正治療後，大家都對恢復朝氣蓬勃的自己感到開心。

在進行矯正治療的同時，我也投入時間研發對健康有益的器具。

畢竟我曾經是一名設計師，喜歡活用創意發明各種東西，也基於幫助患者的身體變得更健康的強烈想法。維持健康需要運動和肌肉鍛鍊，但現代人每天忙碌，總是抽不出時間徹底執行，究竟該如何是好……於是，我努力尋求解決之道，也已經獲得多項專利權。

舉例來說，當初為了讓妹妹能夠再次行走，根據她的治療過程所研發的復健器材、運動器具都已經在日本和美國取得治療理論專利。

這些器材不僅能調整身體歪斜，預防歪斜再次發生，透過許多患者協助進行臨床實驗時，我們甚至發現器材具有使「腰圍減少5公分」、「體重減輕」等功效。

為了驗證這個成果，我花了兩年的時間增胖20kg，並且維持這個體重半年，然後開始使用器材測試是否真的具有減重效果。

然而別說增加20kg，我在半年內又胖了5kg，一次增加25kg讓我的健康狀況出了問題，不得不趕緊就醫治療。我誠實告訴醫師增重的理由，醫師嚴厲制止我「你瘋了嗎？你現在的血壓、血糖值非常糟糕，現在立刻停止這種行為。」因為這樣的緣故，我放棄進一步增重，開始測試專利器材的效果。

調整飲食的同時，1天使用10分鐘的專利器材，1個月內體重減少20kg以上。畢竟是為了自己的研究而使用自身實驗，這是非常危險的行為，請大家絕對不要模仿。

而實際上我也為此付出很大的代價。

過去我曾學習武術，對自己的體力相當有信心，因此才膽敢嘗試用自己的身體進行實驗，但沒想到我的體力大幅衰退。體重驟減的1個月後，我在練習武術時，飛踢著地的瞬間，支撐腳膝蓋的前十字韌帶應聲斷裂，內側半月板也跟著破裂。不過，這段經驗也造就了下一個發明。我以自己的身體不斷進行嘗試錯誤並學習，最終我發現，位於膝蓋的「曲泉」這個穴道對緩解膝蓋疼痛非常有效。

於是，我發明了刺激「曲泉穴」的器具。當時來中村整復所的患者中約有150人以上深受退化性關節炎和膝蓋疼痛所苦惱，他們定期前來整復所接受治療。因為這樣的關係，我請這些患者一起協助驗證這項器具的有效性。目前這項器具也已經取得專利權。

我喜歡凡事深入探究，並且自行研發創造各種事物。

「喀鏘復位器®」誕生之前

讓我們換個話題，據說江戶時代的人用手指沾鹽巴清潔牙齒，但自從明治、大正時代以來，日本開始製造牙刷，所以若說到刷牙，最制式的方式就是使用牙刷。

同樣的道理，我認為治療脊椎歪斜的手段不應該只仰賴「徒手技法」，而是應該考慮更適合的方式，亦即使用器具輔助應該最為合適。於是我再次研究與實驗，進行嘗試錯誤、調整學習，最後終於研發出「旋轉短肌矯正器®」和「喀鏘復位器®」等健康器具。

這套理論廣受好評，自二〇一六年起的4年期間，我連續受邀擔任日本環球小姐、日本地球小姐的美姿訓練營講師，指導出場選手的走路姿態和矯正她們的脊椎歪斜問題。

藉由這樣的機會開始定期前來整復所的決賽選手們，都異口同聲說道「在這之前也曾接受走路姿勢的指導，但一直感覺不得要領。然而接受中村老師的指導後，身體實際感受到之前其他老師說過的話，也才終於明白那些老師想要表達的意思。」

傳統的走路姿勢教導是手把手親自指導，並且透過隨時注意端正姿勢來努力學習美麗的走路儀態。

而發明「喀鏘復位器®」的最大目的，是為了改善求診多家醫療院所也治不好的疼痛與不適症狀。使用原理為事先診斷走路姿勢，就算是走路姿勢非常糟糕的人，也能透過將脊椎恢復至正確位置，並在無需特別意識的狀態下以正確姿勢走路。藉由這樣的訓練，讓決賽選手們以身體理解正確的走路姿勢，而非拚命用腦記憶（受到新冠肺炎疫情的影響，自二〇二〇年起大賽本身停辦，我也因此辭退講師這份工作）。

擔任美姿訓練營講師參與活動以累積經驗，以及為前來中村整復所的患者進行矯正治療的實際成果助攻下，成功進化了「旋轉短肌矯正器®」和「喀鏘復位器®」。現在將脊椎骨一塊一塊調整至正確位置，已經像使用牙刷清潔牙齒般輕鬆，患者能夠自行簡單進行矯正。截至目前為止，已經有不少患者使用「旋轉短肌矯正器®」和「喀鏘復位器®」。

就算一個人也好，我希望幫助更多人延長健康平均受命。為了讓更多人在走完這一生之前都能充分享受人生，所以我會竭盡所能繼續努力下去。

結語

我的使命是幫助全世界的人「延長健康平均餘命」

我想大家應該已經了解正確姿勢有多麼重要，以及從視覺矯正治療脊椎歪斜的重要性。

維持健康的身體不僅為自己帶來更多可能性，還能使我們擁有幸福人生。

我最大的願望是減少對維持健康方法感到迷惘的人。雖然世上充滿各式各樣「讓自己變健康的方法」，但來到我這裡的患者多半是「嘗試過各種方法，卻完全沒有效果」，進而想要直接放棄的人。而且多數人同時面臨好幾個問題，而不是單一困擾。

相信透過從視覺矯正姿勢歪斜的方法，肯定能夠幫助這些「嘗試多種方法，卻完全沒有效果」，或者「同時面臨多種困擾」的人。雖然這是一種極為簡單的方式，但透過不斷研究解決各種疼痛與身體不適，終於研發出這種「將不可能化為可能」的專利技術。

透過從視覺矯正身體歪斜，不僅能擺脫疼痛與不適症狀，或許還能發揮出至今想像不到的驚人力量。

人們往往在擺脫疼痛與不適後，容易淡忘健康和絕佳生活狀態是多麼值得感謝的事。如果因為疼痛緩解而放棄持續矯正歪斜的習慣，關節便容易在不知不間逐漸磨損，甚至影響健康平均餘命。

為了防止這種情況發生，如本書所述，請先養成習慣，定期拍攝自己的走路姿勢和站立姿勢，並且客觀地進行確認。除此之外，建議偶爾重新閱讀這本書，不僅有助於深入理解隨著年齡增長而來的疼痛與疾病其實源自於脊椎歪斜，也能幫助自己培養正確姿勢的習慣。

這本書的成形仰賴許多人的協助，特別感謝以下這些人。

精神科醫生，樺澤紫苑醫師。

編輯山浦秀紀先生、為我們穿針引線的飯田伸一先生、編輯助理INOUERIE女士。

谷田部醫師、西澤ROI先生、一功先生。

中村整復所、中村藥漢方堂的工作人員。

總是在背後為我加油打氣的妻子。因為有妳，我才能對更多人有所幫助與貢獻。

父親過世後，雖然辛苦卻還是以開朗的笑容和堅定的背影撫養我與妹妹的母親。

以及我的妹妹，因為妳的受傷受苦，我才終於能夠發明這些幫助更多人的矯正治療術。

最後，誠心誠意感謝閱讀這本書的所有讀者。由衷感激您們每一位。

二〇二三年六月五日　骨骼視覺矯正　創始人　中村弘志

身體歪斜是「疼痛」和「萬病」的根源！

出　　版／楓葉社文化事業有限公司
地　　址／新北市板橋區信義路163巷3號10樓
郵政劃撥／19907596　楓書坊文化出版社
網　　址／www.maplebook.com.tw
電　　話／02-2957-6096
傳　　真／02-2957-6435
作　　者／中村弘志
翻　　譯／龔亭芬
責任編輯／黃穫容
內文排版／洪浩剛
港澳經銷／泛華發行代理有限公司
定　　價／350元
初版日期／2024年11月

國家圖書館出版品預行編目資料

身體歪斜是「疼痛」和「萬病」的根源！/ 中村弘志作；龔亭芬譯. -- 初版. -- 新北市：楓葉社文化事業有限公司, 2024.11
面； 公分

ISBN 978-986-370-729-5（平裝）

1. 姿勢 2. 運動健康 3. 健康法

411.75　　113014776